にゃんこと算数ドリルで楽しく脳活効果アップ

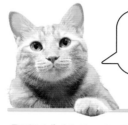

もしかして脳の老化かも…？ でも大丈夫！
脳は何歳になっても元気を取り戻せるニャ!!

「脳が老化する」ってどういうことなの？

「名前がすぐに思い出せない」

「もの覚えが悪くなったと感じる」

最近、記憶力や思考力の低下が気になりませんか？「部屋のドアを開けたとたん、何をしに来たのか忘れている」なんてことがあるかもしれません。

こうした"症状"は、たぶん加齢にともなう「脳の老化」。中高年になれば、多かれ少なかれ誰にでも起きる現象です。

でも、「歳だから」と諦めないでください。**脳は何歳になっても元気を取り戻すことができます。**まずは脳のメカニズムから説明していきましょう。

脳の老化の原因のひとつに「ワーキングメモリ」の機能低下が挙げられます。

ワーキングメモリ（作業記憶）とは、何かの作業をするために一時的に（数秒〜１分程度）情報を蓄えて記憶する能力。いわば、**「脳のメモ機能」**です。ワーキングメモリがうまく働かなければ、日常生活を送ることはできません。言い換えれば、**ワーキングメモリがあるからこそ、私たちは「考える」ことができるのです。**

こう説明しても、ピンとこないかもしれません。そこで、次の課題に取り組んでみてください。

❶ 下の３匹のにゃんこを覚えてください

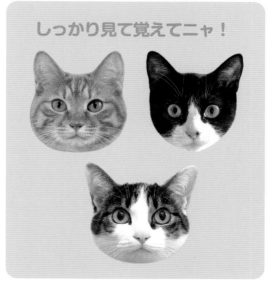

しっかり見て覚えてニャ！

❷ では次に、100 から 7 を 5 回引いて、それぞれの答えを口に出して言ってください。

「93、86……」と暗算していきます。
最後は……65 ですね。

JN079224

❸次に「ふじのやま」という言葉を逆から言ってください。

「まや……ふ」。もちろん、紙に書いてはいけません。あくまで脳のメモ機能を使うのです。

❹最後に、前ページで覚えた３匹のにゃんこを下の５匹から選んでください。

どうでしたか？　案外、難しかったのではないでしょうか？　❶のときは３匹の猫を覚えていても、❷から❸へと進むあいだに記憶が薄れます。そして❹で最初の３匹の猫を思い出そうとするとき、「どのにゃんこだっけ？」とかすかな記憶をたどります。

このプロセスで、ワーキングメモリがフル稼働しているのです。

こうした形式の課題は、記憶力や判断力の測定にも使われます。

たとえば、75歳以上のドライバーに対する認知機能検査では、もう少し平易な形で出題されています。何かに気をとられ、注意力が散漫になるのは、ワーキングメモリの衰えが大きな原因と考えられるからです。

算数ドリルで 「脳のメモ機能」を鍛え直す

ワーキングメモリの能力は、18〜25歳をピークに下降線をたどり、60歳過ぎになると急速に衰えると考えられています。ただ、悲観的になる必要はありません。**ワーキングメモリの能力は個人差があり、鍛え直すこともできる**からです。ワーキングメモリはあくまで一時的な記憶なので、容量は限られています。メモ用紙にたとえると３枚ぐらい。せいぜい４枚。「これ」「あれ」「それ」に「その他」を加えた程度の物事（情報）しか処理しきれないのです。

しかしその一方で、**ワーキングメモリは使えば使うほど性能がアップ**します。コンピュータになぞらえていえば、容量には限りがあるものの、処理スピードが格段に早くなるイメージです。

本書は、**「算数ドリル」というトレーニングによって、あなたのワーキングメモリを鍛えよう**というものです。計算と

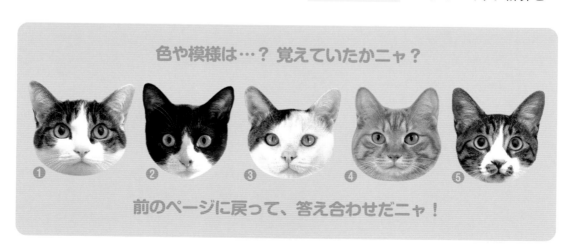

色や模様は…？ 覚えていたかニャ？

❶　❷　❸　❹　❺

前のページに戻って、答え合わせだニャ！

いう「作業」には、繰り上げ・繰り下げなど、一時的に「記憶」しなければならない数字がたくさんあります。つまり、**算数ドリルは、脳のメモ機能を活発に働かせる、ワーキングメモリを鍛えるのに最適なトレーニングなのです。**

ここでちょっと、脳の構造と機能について補足しておきましょう。

ワーキングメモリと深く関わっているのは、大脳の前頭葉にある**「前頭前野」**という部位です。前頭前野は論理的に考えたり、記憶したり、感情をコントロールしたりする中枢で、「脳の司令塔」とも呼ばれています。

じつは**ワーキングメモリを鍛えることで、前頭前野の活性化が促されます。**算数ドリルで難問に取り組んでいると、前頭前野は血流が高まり、急激に活性化するはずです。**算数ドリルだからといって、計算が上達するだけではないのです。**

🐾 脳の活性化のメカニズム 🐾

「算数ドリル」の問題に取り組む

⇩

「ワーキングメモリ」が鍛えられる

⇩

脳の司令塔「前頭前野」が活性化する

ワーキングメモリのトレーニングでは、「慣れ」によるパワーアップも期待できます。たとえば、すでに行った演習を何度も繰り返すと、よりスムーズに解答できるようになります。このとき前頭前野は活性化するのではなく、むしろ沈静化していますが、ワーキングメモリの性能は向上します。

にゃんこの「愛情ホルモン」でやる気満々！

本書は、**猫好きなら思わず目で追ってしまう、かわいいにゃんこが満載**です。

でも、にゃんこは単なるイメージキャラクターではありません。**読者を勇気づける心強いサポーター**なのです。

猫好きの読者は、**にゃんこの写真を見ることで「オキシトシン」という神経伝達物質の分泌を増やします。**オキシトシンは、もともと妊娠・出産や育児の際に分泌されるホルモンとして知られていましたが、近年では母子関係以外の触れ合いでも分泌されることがわかっています。たとえば、好きな相手と見つめ合ったり、スキンシップしたりするだけでも分泌が増えるといわれています。

オキシトシンには、愛着を高めたり、幸福感を与えたりする働きがあるので**「愛情ホルモン」**などと呼ばれます。**にゃんこを眺めるだけで、幸せな気分になれる**のも納得です。

にゃんこと一緒に問題を解くことで、愛情ホルモンもたっぷり分泌させるニャ〜♡

さらに、オキシトシンの効果はこれだけではありません。オキシトシンの分泌がドーパミンの分泌を促し、**最終的に「やる気」を引き出す**のです。神経伝達物質の働きはとても複雑ですが、ここではごく簡単にイメージでお伝えしましょう。

ドーパミンは、「楽しい」「うれしい」といった感情をもたらす神経伝達物質で、「**快感ホルモン**」などと呼ばれています。「いいことがありそうだ」と感じると、ドーパミンが分泌され、いわゆる**「やる気が高まっている」**状態を作り出します。

そして、ドーパミンが大脳の「線条体」という部位でキャッチされると、「快感」が「行動」につなげられ、**やる気に火がつきます**。線条体が活性化するのです。

 快感からやる気が生まれるメカニズム

かわいい猫の写真を見る

⇩

オキシトシン（愛情ホルモン）が分泌される

⇩

ドーパミン（快感ホルモン）が分泌される

⇩

（ドーパミンをキャッチして）線条体が活性化する

線条体が活性化しているとワクワクしますが、**気分的な高揚感だけでなく、実際に記憶効率が高まり、身体的なスキルアップも容易になる**ことがわかっています。新しいことを学習する際には、見落とせない効果です。

また、リハビリのさなかに線条体の活動を止めると、リハビリ効果がほぼ消失することもわかっています。

誰でもすぐにできる！「脳活」の新常識

ここまでの話を踏まえて、算数ドリルに取り組むときのコツをご紹介しておきましょう。

まず、覚えておいてほしいのが、**脳（神経細胞）は筋肉よりも鍛えやすい**こと。なかでもワーキングメモリは、トレーニング効果が出やすく、**長期間持続**します。筋トレで効果を実感するのに週3日の訓練が必要だとしても、脳活にそんな制約はありません。算数ドリルを日課として習慣づけることは大いに結構ですが、**気が向いたときにまとめてやっても十分効果はあります**。

また、前頭前野の活性化からもわかるように、ちょっと**背伸びをして難問にチャレンジすることはワーキングメモリの強化にとても効果的**です。その一方で、**同じ問題に何度も取り組み、手慣れた状態にするのも立派なトレーニング**です。

さらに、**脳活では「やる気」が重要なカギを握っています**。線条体が「やる気の根幹」であることは述べたとおりですが、線条体の活性化には2つのルートがあることも知っておくといいでしょう。

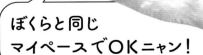

ぼくらと同じマイペースでOKニャン！

ひとつは、「快感が予測された」とき。たとえば、楽しかったり、褒められたりすることも快感につながります。したがって、**お孫さんや家族、友人と一緒にワイワイと脳活するのがおすすめです。**では、ひとりでやる場合は？　ご心配なく。算数ドリルの片隅で、にゃんこが話しかけてくれています。**にゃんことの「対話」を楽しみながらオキシトシン効果を満喫してください。**

線条体を活性化するもうひとつのルートは、「行動を起こす」こと。**やる気がしなくても、とりあえず始めると、**ランナーズハイに似た興奮を覚え、勝手に線条体が活性化すると考えられています。

その際、オノマトペを使うといっそう

効果的であることが知られています。たとえば、「**パッと立ち上がり、サッサと歩いて、スッと座って、ガバッとドリルを開き、ガンガンやるぞ！**」でも OK！

算数ドリル「脳活」の新常識

- 🐾 日課にしなくても、気が向いたときにやればいい
- 🐾 難問にチャレンジしてもいいし、スラスラ解けるまで復習してもいい
- 🐾 みんなで一緒にやると効果倍増。にゃんこの「励まし」も大きな支えに！
- 🐾 無理は禁物だが、「とりあえず始める」ことでスイッチが入るかも
- 🐾 オノマトペの掛け声で勢いをつけるのも効果的

本書について

本書は、1. 計算問題、2. 筆算問題、3. さんかく計算問題、4. ぴったり計算問題、5. てんびん計算問題の5つのパートに分かれています。それぞれのパートには、初級・中級・上級の3つの難易度があります。問題の解き方は、初級編のはじめのページに例題で示しました。また、各パートの最後にはにゃんこたちが登場する文章問題があります。解答は 96 ～ 111 ページに収録されています。

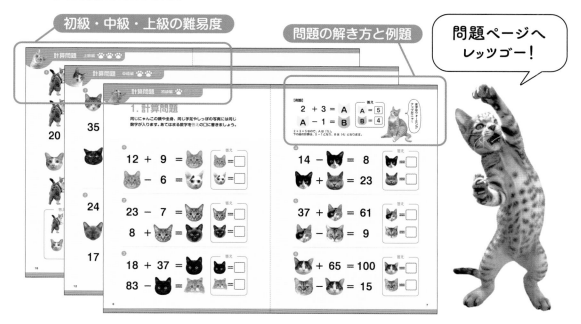

初級・中級・上級の難易度

問題の解き方と例題

問題ページへレッツゴー！

1. 計算問題

同じにゃんこの顔や全身、同じ手足やしっぽの写真には同じ
数字が入ります。あてはまる数字を答えの□に書きましょう。

①

$$12 + 9 = 🐱$$

答え

🐱 = □

$$🐱 - 6 = 🐱$$

🐱 = □

②

$$23 - 7 = 🐱$$

答え

🐱 = □

$$8 + 🐱 = 🐱$$

🐱 = □

③

$$18 + 37 = 🐱$$

答え

🐱 = □

$$83 - 🐱 = 🐱$$

🐱 = □

【例題】

$$2 + 3 = A$$

$$A - 1 = B$$

答え

A = 5
B = 4

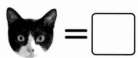

まずはウォーミングアップだニャ〜

2＋3＝5なので、Aは「5」。
下の段の計算は、5－1となり、Bは「4」となります。

---

④

$$14 - \text{🐱} = 8$$

$$\text{🐱} + \text{🐱} = 23$$

答え

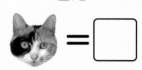

🐱 = ☐

🐱 = ☐

---

⑤

$$37 + \text{🐱} = 61$$

$$\text{🐱} - \text{🐱} = 9$$

答え

🐱 = ☐

🐱 = ☐

---

⑥

$$\text{🐱} + 65 = 100$$

$$\text{🐱} - \text{🐱} = 15$$

答え

🐱 = ☐

🐱 = ☐

7

⑦

$$4 \; + \; 17 \; - \; 9 \; = \;$$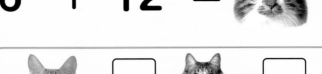

 $$- \; 6 \; + \; 12 \; = \;$$

答え = □ = □

⑧

$$15 \; + \; 9 \; + \; 6 \; = \;$$

$$+ \; 12 \; - \; 18 \; = \;$$

答え = □ = □

⑨

$$24 \; - \; 7 \; + \; 19 \; = \;$$

$$- \; 8 \; - \; 11 \; = \;$$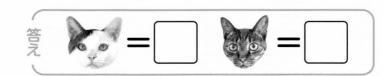

答え = □ = □

⑩

$7 + 18 +$ 🐱 $= 42$

🐱 $+ 9 - 12 =$ 🐱

答え 🐱 $=$ ☐ 🐱 $=$ ☐

⑪

🐱 $- 14 + 6 = 20$

$19 + 43 -$ 🐱 $=$ 🐱

答え 🐱 $=$ ☐ 🐱 $=$ ☐

⑫

$33 -$ 🐱 $- 8 = 10$

$17 +$ 🐱 $- 19 =$ 🐱

答え 🐱 $=$ ☐ 🐱 $=$ ☐

⑬

23 － 18 ＋ 31 ＝

 － 24 ＋ 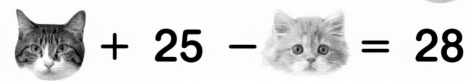 ＝ 50

答え　　＝ □　　＝ □

⑭

47 ＋ 14 － 29 ＝

＋ － 51 ＝ 24

答え　　＝ □　　＝ □

⑮

83 － 36 － 17 ＝

＋ 25 － ＝ 28

答え　　＝ □　　＝ □

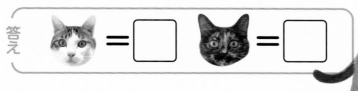

⑯

− 12 − 29 = 18

+ 11 − = 23

答え = □　 = □

⑰

31 − + 14 = 26

17 + + = 70

答え = □　 = □

⑱

100 − 27 − = 41

− − 54 = 13

答え = □　 = □

初級は楽勝!? 楽しく解けたニャ!

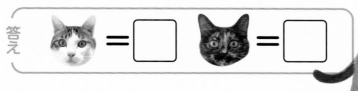

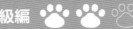

1

 $+$ **15** $=$ **22**

35 $\div$ $=$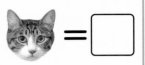

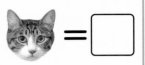 $\times$ **8** $=$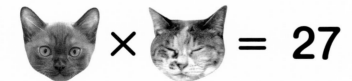

答え

 $=$ ☐

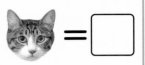 $=$ ☐

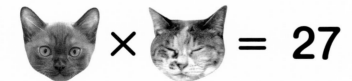 $=$ ☐

2

24 $\div$ 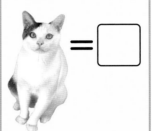 $=$ **8**

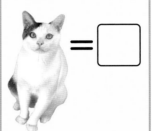 $\times$ 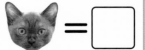 $=$ **27**

17 $-$ 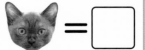 $=$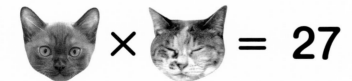

答え

 $=$ ☐

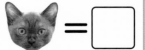 $=$ ☐

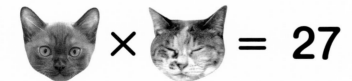 $=$ ☐

③

$7 \times$ 🐱 $= 56$

🐱 $-$ 🐱 $= 28$

🐱 $\div$ 🐱 $= 4$

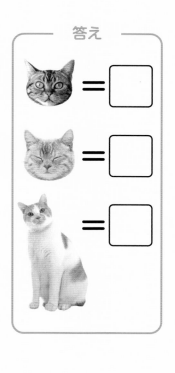

答え

🐱 $=$ ☐

🐱 $=$ ☐

🐱 $=$ ☐

④

🐱 $\div 8 = 6$

🐱 $\div$ 🐱 $= 4$

🐱 $\times$ 🐱 $= 60$

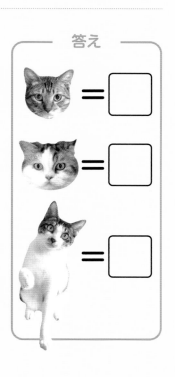

答え

🐱 $=$ ☐

🐱 $=$ ☐

🐱 $=$ ☐

⑤

16 ＋ 34 － ＝ 23

 ÷ 3 ＋ 6 ＝

 ÷ 5 × 7 ＝

答え 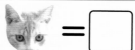 ＝ □　 ＝ □　 ＝ □

⑥

 × 2 × 9 ＝ 72

 × 5 － 2 ＝

 － 4 × 3 ＝

答え ＝ □　 ＝ □　 ＝ □

7 × 3 − 6 = 21

7 + 🐱 × 2 = 🐱

🐱 × 4 − 🐱 =

計算する順番に要注意ニャ！

答え 🐱 = ☐ 🐱 = ☐ 🐱 = ☐

---

8 45 ÷ 🐱 + 6 = 15

🐱 × 7 + 19 = 🐱

🐱 − 6 × 🐱 =

答え 🐱 = ☐ 🐱 = ☐ 🐱 = ☐

⑨

(🐱 − 7) × 3 = 24

🐱 ÷ 5 + 🐱 = 24

🐱 × 2 − 🐱 = 24

答え 🐱 = ☐　🐱 = ☐　🐱 = ☐

⑩

37 − 🐱 × 4 = 13

🐱 ÷ (🐱 + 3) = 6

🐱 − 🐱 ÷ 9 = 50

答え 🐱 = ☐　🐱 = ☐　🐱 = ☐

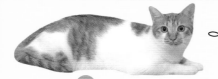

よく見て似たもようを見分けるニャ！

⑪

$$28 + 35 \div 7 = \text{（猫A）}$$

$$(\text{（猫B）} - 3) \div \text{（猫C）} = 6$$

$$\text{（猫B）} \div (3 + \text{（猫D）}) = 3$$

答え　（猫B）$=\square$　（猫C）$=\square$　（猫D）$=\square$

⑫

$$7 \times (3 + \text{（肉球A）}) = 56$$

$$(\text{（肉球B）} - 4) \times \text{（肉球A）} = 70$$

$$\text{（肉球B）} \times \text{（肉球A）} - \text{（しっぽ）} = 43$$

答え　（肉球B）$=\square$　（肉球A）$=\square$　（しっぽ）$=\square$

①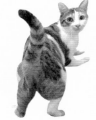

同じにゃんこでも、ポーズが違えば数も違うニャ！

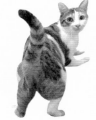 + 7 = 13

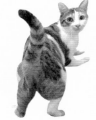 × （にゃんこ） = 48

20 − （にゃんこ） = （にゃんこの顔）

（にゃんこの顔） ÷ 3 = J

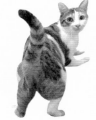 + （にゃんこの顔） − J = （白黒のにゃんこ）

答え

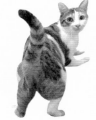 = ☐　（にゃんこ） = ☐

（にゃんこの顔） = ☐　J = ☐　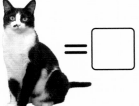 = ☐

18

2

9 × 🐱 = 63

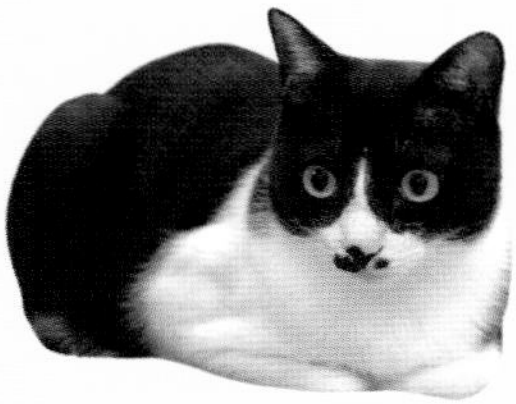

28 ÷ 🐱 = 🐾

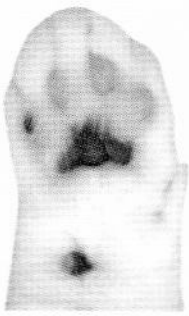

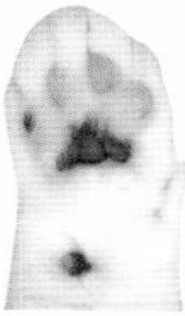

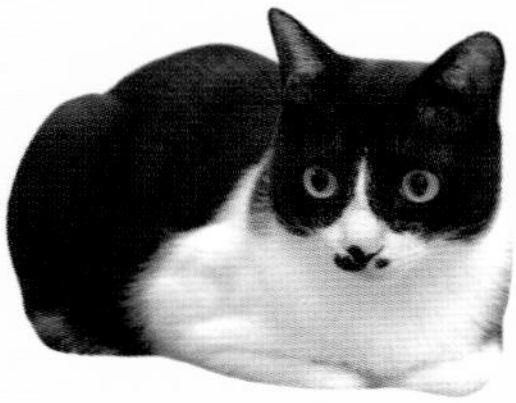

🐾 + 16 = 😺

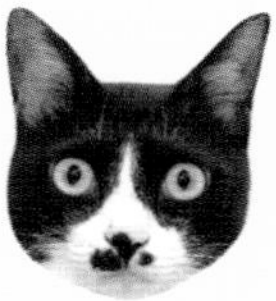

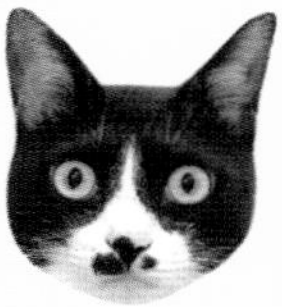

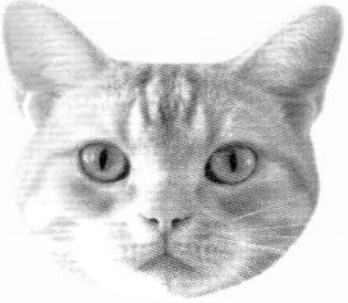

😺 − 🐱 = 11

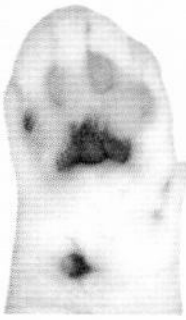

🐾 × 🐱 − 😺 = 🐈

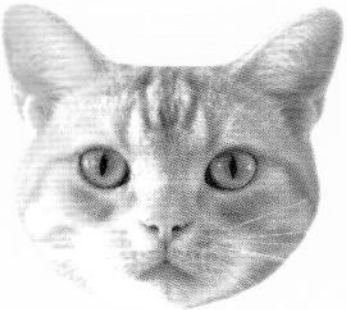

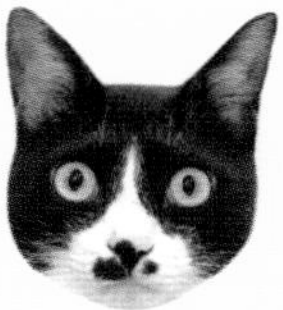

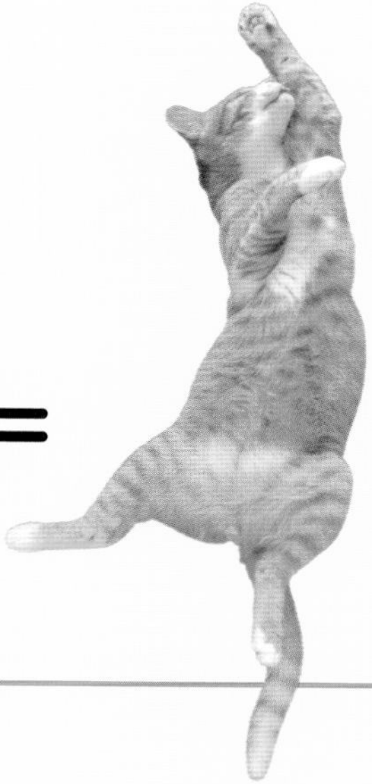

答え

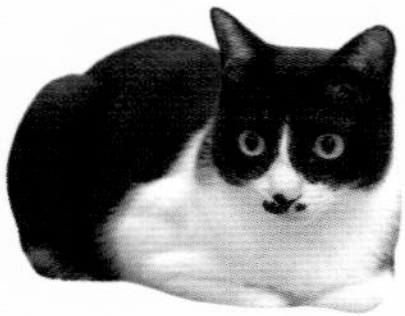

🐱 = ☐ 🐾 = ☐

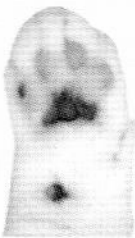

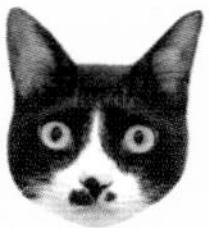

😺 = ☐ 🐱 = ☐ 🐈 = ☐

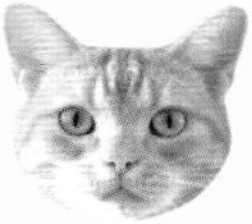

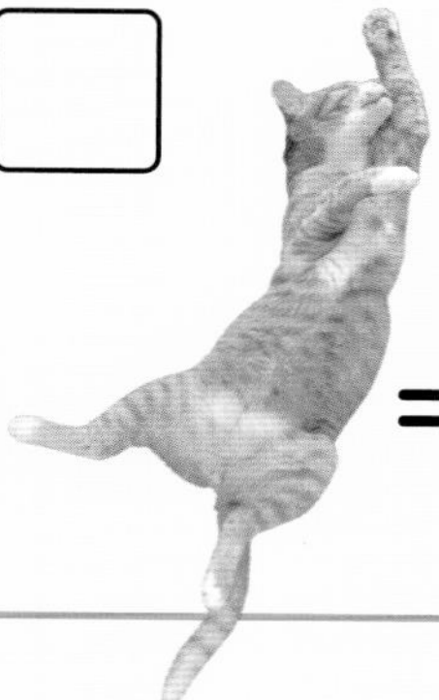

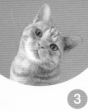

③

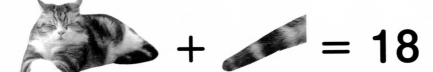

$$21 - \text{🐱} = 8$$

$$\text{🐱} + \text{🐱} = 18$$

$$\text{🐱} \div 6 = \text{🐱}$$

$$12 \times \text{🐱} = \text{🐱}$$

$$\text{🐱} - \text{🐱} + 9 = \text{🐱}$$

$$\text{🐱} + \text{🐱} \div \text{🐱} = \text{🐱}$$

表情の違いにも気をつけて！しっかり見分けて注意力もアップだニャ！

答え

🐱 = ☐　　🐱 = ☐　　🐱 = ☐

🐱 = ☐　　🐱 = ☐　　🐱 = ☐

$$12 + 3 \times \text{[cat]} = 36$$

$$20 - \text{[cat]} \div 2 = \text{[cat]}$$

$$\text{[cat]} \div 4 + \text{[cat]} = 19$$

$$\text{[cat]} \times (\text{[cat]} - 2) = \text{[cat]}$$

$$14 + \text{[cat]} \div 5 = \text{[cat]}$$

$$\text{[cat]} \div (\text{[cat]} \div \text{[cat]}) = \text{[cat]}$$

答え

[cat] = ☐　　[cat] = ☐　　[cat] = ☐

[cat] = ☐　　[cat] = ☐　　[cat] = ☐

⑤

足の本数にも注目！
2本は1本の2倍の数ニャ

13 ＋ 🐱 － 8 ＝ 12

🐱 × 3 － 🐱 ＝ 10

50 － 4 × 🐱 ＝ 🐾🐾

(🐱 ＋ 🐱) ÷ 🐾 ＝ 🐾

5 × (🐱 － 🐾) ＝ 🐱

🐱 ÷ (🐱 ＋ 🐾) ＝ 🐱

答え

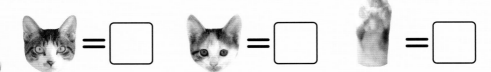

上級編が解けると
気持ちいいニャ〜

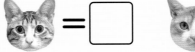

3 匹の体重をもとめましょう

ドロシーとまる子の体重を足すと 9.5kg、まる子とアトムの体重を足すと 10.7kg、アトムとドロシーの体重を足すと 11.6kg です。
ドロシー、まる子、アトムの体重は、それぞれ何 kg ですか。

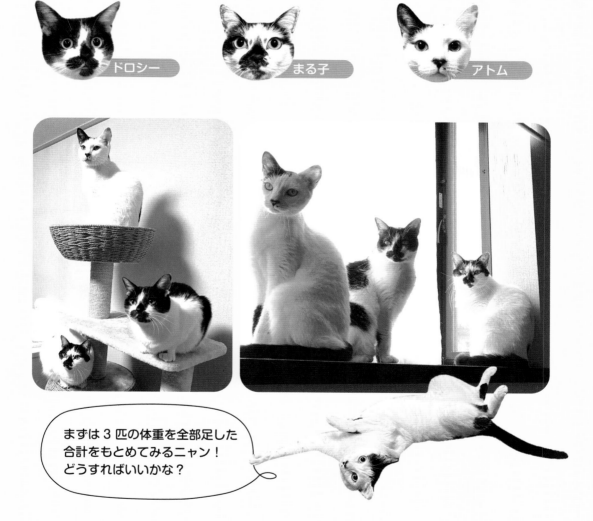

まずは 3 匹の体重を全部足した
合計をもとめてみるニャン！
どうすればいいかな？

答え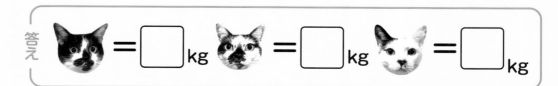

答え ⬜ kg ⬜ kg ⬜ kg

2. 筆算問題

にゃんこの顔や全身、手足やしっぽの写真にあてはまる数字を答えの□に書きましょう。1つの問題の中で、違うにゃんこでも、同じ数字が入ることがあります。

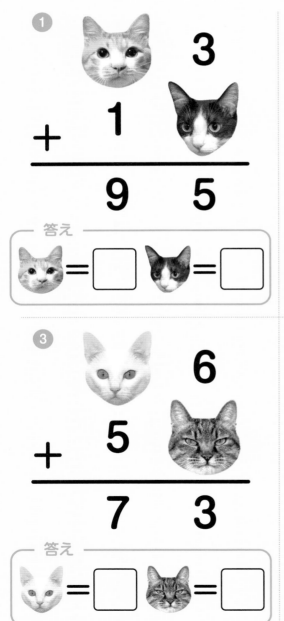

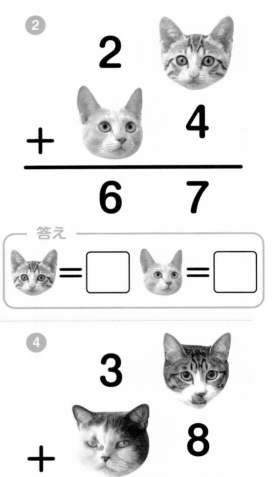

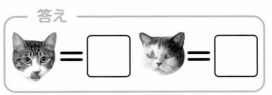

【例題】

$$\begin{array}{r} 2\ A \\ +\ B\ 1 \\ \hline 7\ 4 \end{array}$$

答え

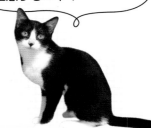

A = 3
B = 5

1 の位は、A＋1＝4なのでA は「3」、
10 の位は、2＋B＝7なので
B は「5」になります。

繰り上げや繰り下げにも
注意するニャ！

---

⑤

$$\begin{array}{r} \text{}\ 8 \\ -\ 3\ \text{} \\ \hline 4\ 5 \end{array}$$

答え 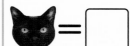 ＝ ☐ 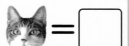 ＝ ☐

⑥

$$\begin{array}{r} 9\ \text{} \\ -\ \text{}\ 2 \\ \hline 3\ 6 \end{array}$$

答え 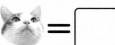 ＝ ☐ 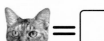 ＝ ☐

---

⑦

$$\begin{array}{r} \text{}\ 1 \\ -\ 5\ \text{} \\ \hline 2\ 6 \end{array}$$

答え ＝ ☐ ＝ ☐

⑧

$$\begin{array}{r} 9\ \text{} \\ -\ \text{}\ 7 \\ \hline 5\ 9 \end{array}$$

答え 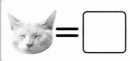 ＝ ☐ 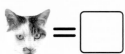 ＝ ☐

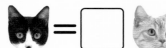

25

⑨

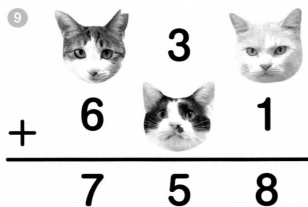
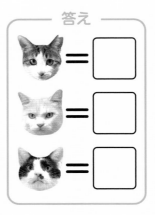

	3	
+ 6		1
7	5	8

答え

=

=

=

⑩

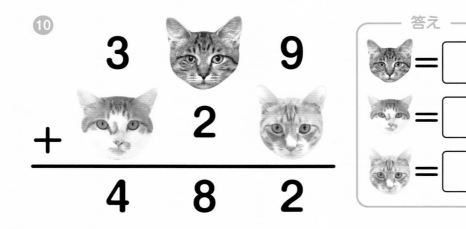

3		9
+	2	
4	8	2

答え

=

=

=

⑪

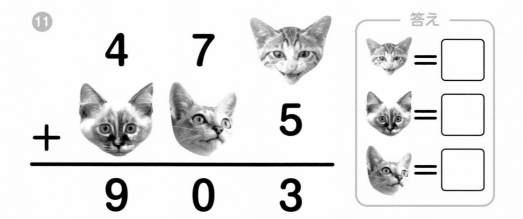

4	7	
+		5
9	0	3

答え

=

=

=

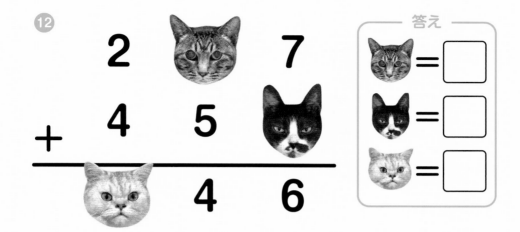

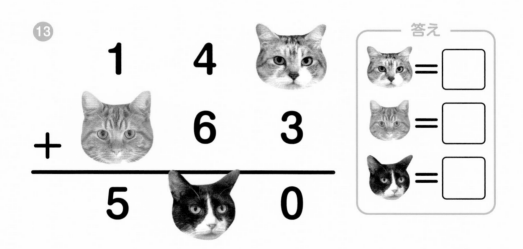

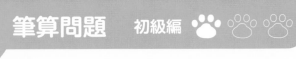
⑮

$$4 \quad 🐱 \quad 5$$

$$-\quad 🐱 \quad 3 \quad 🐱$$

$$3 \quad 4 \quad 1$$

答え

🐱 ＝ ☐

🐱 ＝ ☐

🐱 ＝ ☐

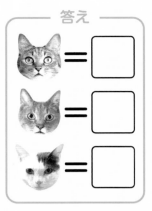

⑯

$$🐱 \quad 8 \quad 🐱$$

$$-\quad 3 \quad 🐱 \quad 7$$

$$2 \quad 3 \quad 5$$

答え

🐱 ＝ ☐

🐱 ＝ ☐

🐱 ＝ ☐

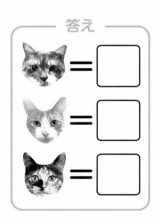

⑰

$$🐱 \quad 2 \quad 6$$

$$-\quad 3 \quad 🐱 \quad 🐱$$

$$4 \quad 6 \quad 7$$

答え

🐱 ＝ ☐

🐱 ＝ ☐

🐱 ＝ ☐

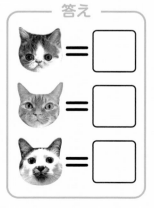

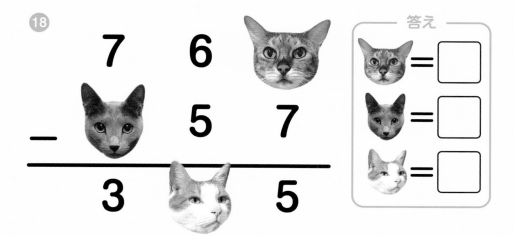

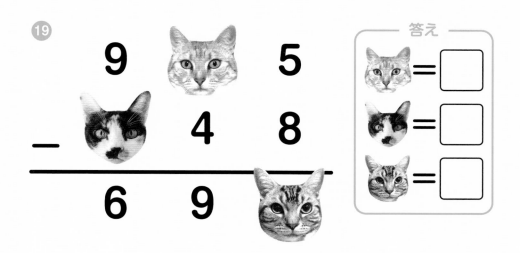

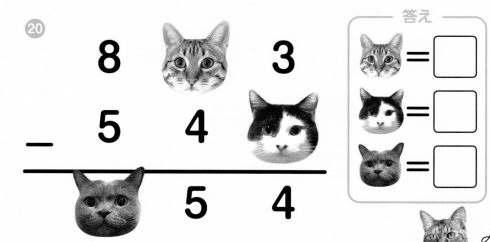

① 2

×

―――――――――
1　2　6

答え

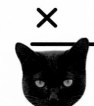 = ☐　　 = ☐

② 4

×

―――――――――
2　8　2

答え

 = ☐　　 = ☐

③ 2　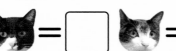

× 　　　　　　7

―――――――――
1　　4　8

答え

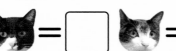 = ☐

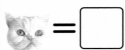 = ☐

 = ☐

④ 7　　6

×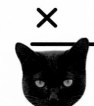

―――――――――
3　6　8

答え

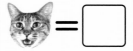 = ☐

 = ☐

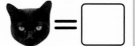 = ☐

⑤

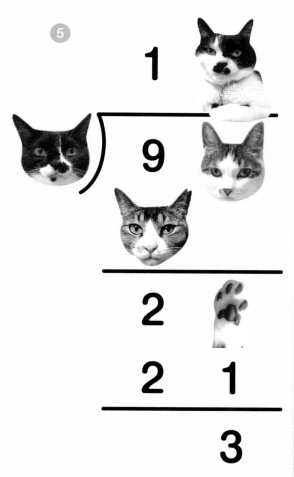

$$1$$

$$\overline{)\ 9}$$

(division layout with cat images)

2

2 1

3

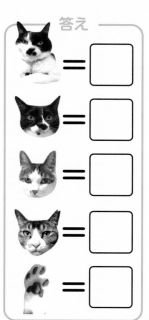

答え

= □

= □

= □

= □

= □

⑥

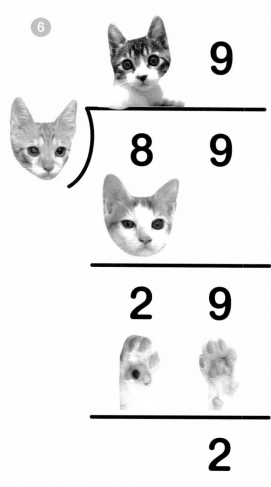

$$9$$

$$\overline{)\ 8\ 9}$$

2 9

2

答え

= □

= □

= □

= □

= □

ぼくたち似てる？
もようをよく見てニャ

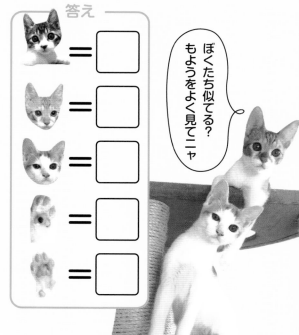

31

⑦

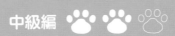

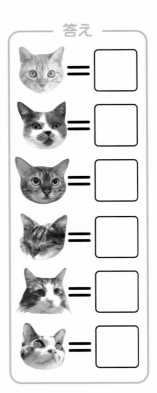

6

3

×

6　8

2　8

8　8

答え

= □
= □
= □
= □
= □
= □

⑧

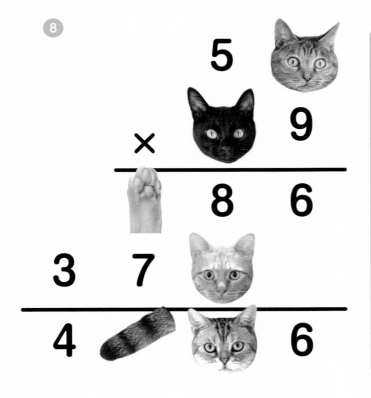

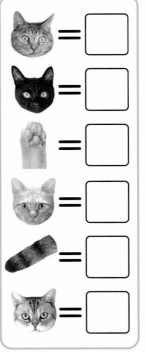

5

9

×

8　6

3　7

4　6

答え

= □
= □
= □
= □
= □
= □

⑨

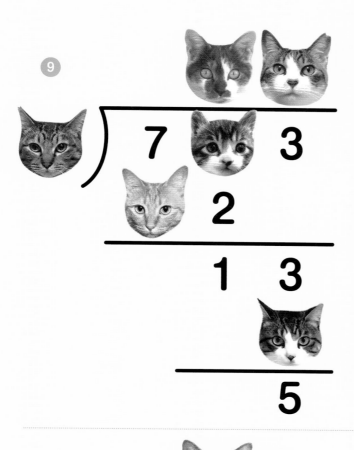 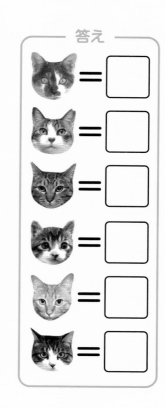

答え

⑩

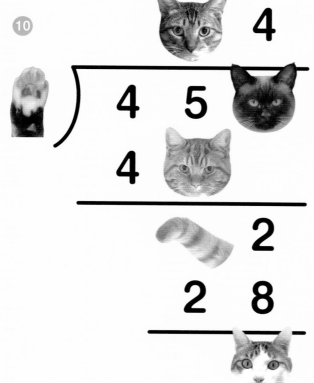 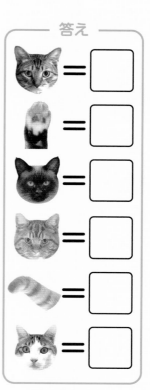

答え

33

⑪

2　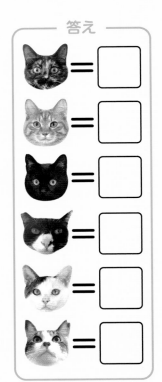　6

3

×

2　🐱　7　2

8　8

1　🐱　🐱　5　2

答え

🐱 =☐
🐱 =☐
🐱 =☐
🐱 =☐
🐱 =☐
🐱 =☐

⑫

7　3　🐱

🐱　4

×

2　9　5　🐱

3　6　🐱　0

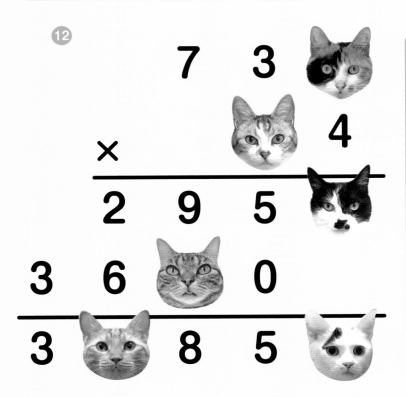

3　🐱　8　5　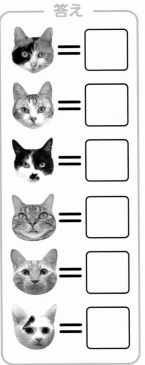

答え

🐱 =☐
🐱 =☐
🐱 =☐
🐱 =☐
🐱 =☐
🐱 =☐

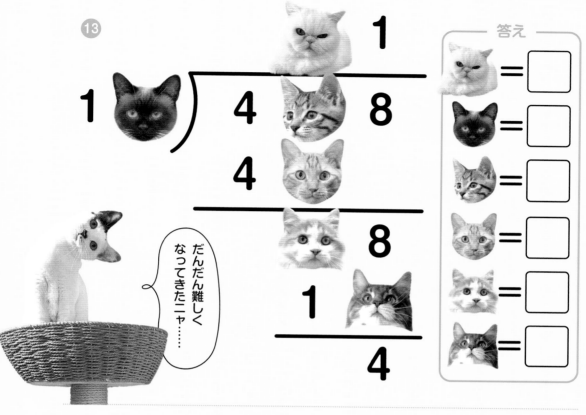

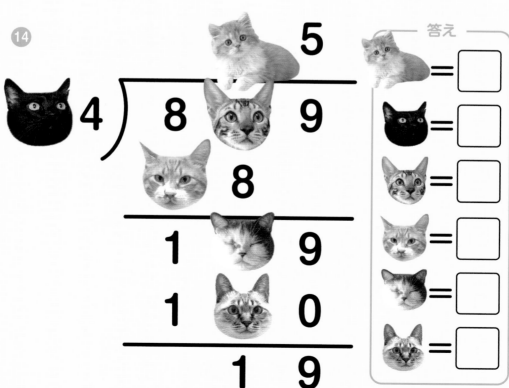

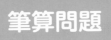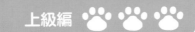
①

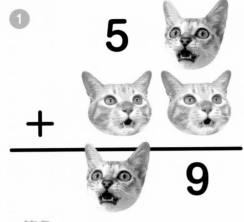

$$5$$
$$+ \quad \boxed{}\ \boxed{}$$
$$\overline{\qquad\qquad 9}$$

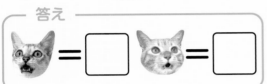

答え

= ☐　　 = ☐

②

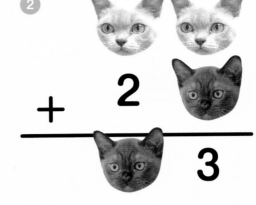

$$2$$
$$+$$
$$\overline{\qquad\qquad 3}$$

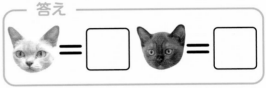

答え

= ☐　　 = ☐

③

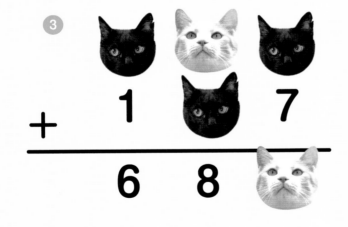

$$1 \qquad\qquad 7$$
$$+$$
$$\overline{\quad 6 \qquad 8}$$

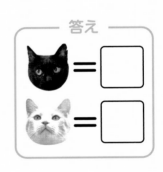

答え

= ☐
= ☐

④

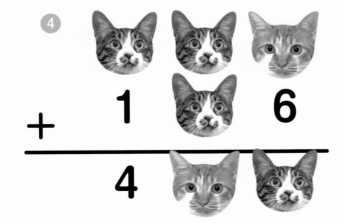

$$1 \qquad\qquad 6$$
$$+$$
$$\overline{\quad 4}$$

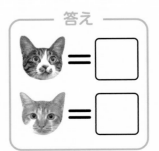

答え

= ☐
= ☐

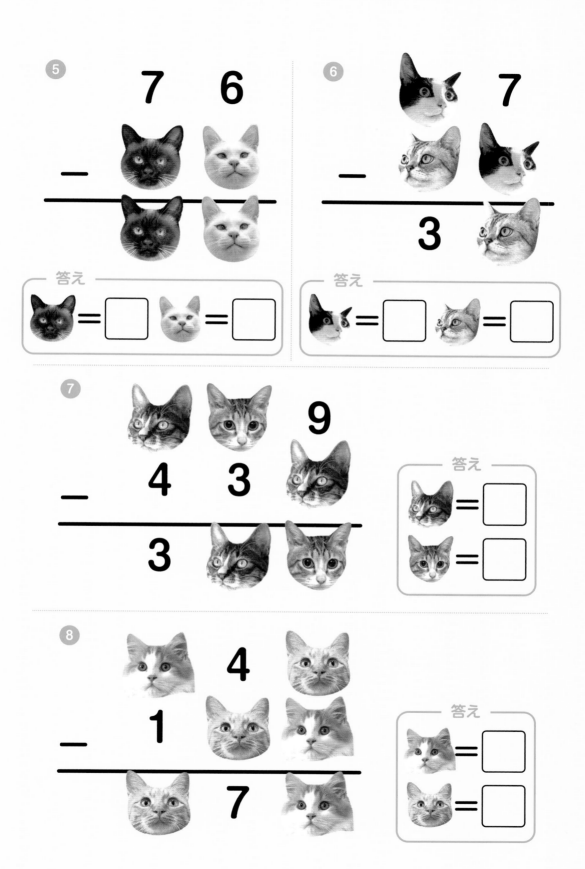

37

9

×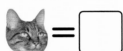

3 1

答え

 = ☐ = ☐

10 **9**

7

×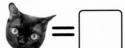

答え

 = ☐ = ☐

11

似た顔やもようのにゃんこばかり！注意力トレーニングも上級編だニャ

×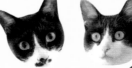

1 8 5

答え

= ☐

= ☐

12 **5**

×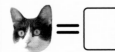

3

答え

= ☐

= ☐

= ☐

⑬

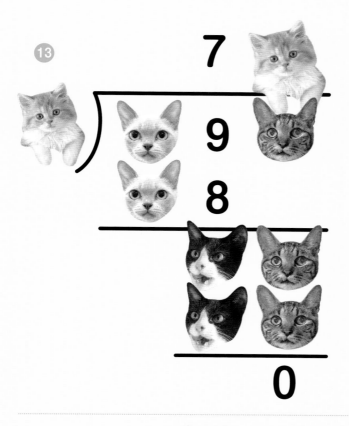
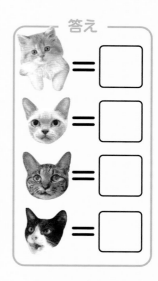

7

9

8

0

=

=

=

=

⑭

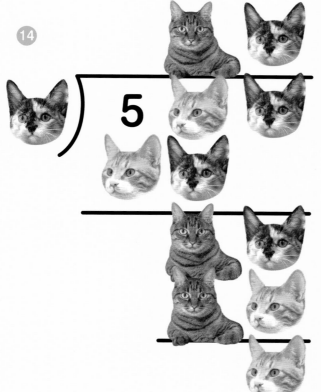
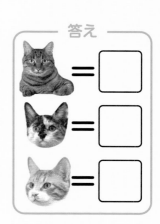

5

答え

=

=

=

39

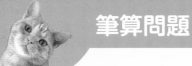

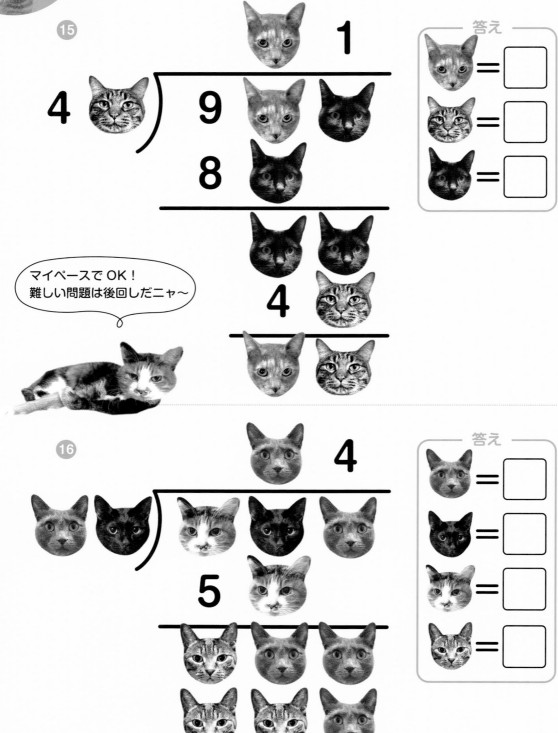

マイペースで OK！
難しい問題は後回しだニャ〜

2匹が出会うまでの秒数をもとめましょう

部屋の中を1周するのに、ゆずは10秒、なつは15秒かかります。
いま部屋の入り口から2匹が同時に出発し、反対方向に進んで部屋の中
を1周します。2匹がはじめて出会うのは、出発してから何秒後ですか。
ただし、2匹とも一定の速さで進むものとします。

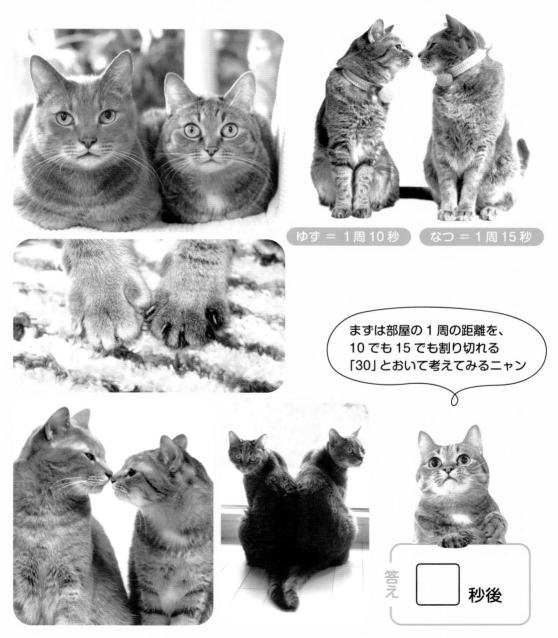

ゆず ＝ 1周10秒 なつ ＝ 1周15秒

まずは部屋の1周の距離を、
10でも15でも割り切れる
「30」とおいて考えてみるニャン

答え ☐ 秒後

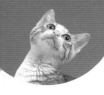

3. さんかく計算問題

三角形の3つの頂点の数を足すと、三角形の中にある数になります。にゃんこの写真にあてはまる数を答えの□に書きましょう。

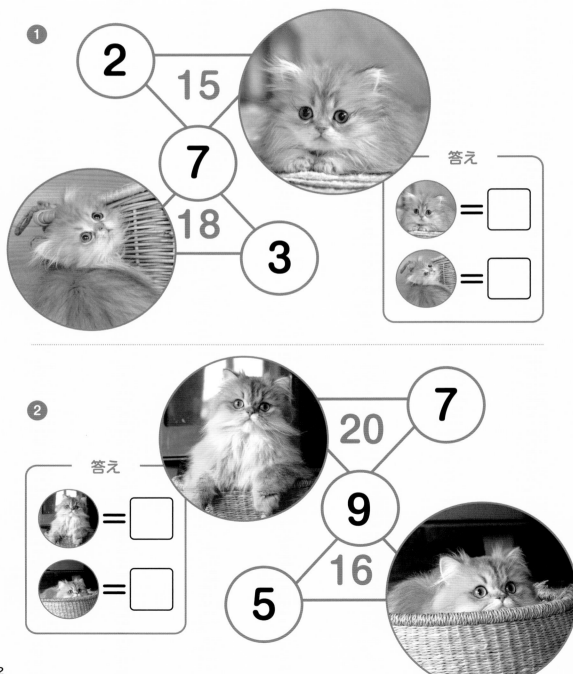

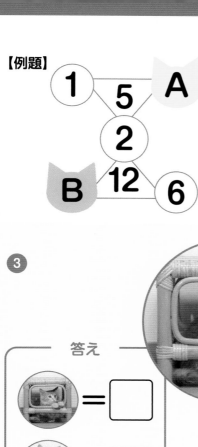

【例題】

① — 5 — A
  2
B — 12 — ⑥

┌ 答え ─────┐
│ A = 2 │
│ B = 4 │
└──────────┘

上の三角形は、1＋2＋A＝5、
下の三角形は、2＋6＋B＝12なので、
Aは「2」、Bは「4」になります。

足し算と引き算で
解ける問題だニャ

③

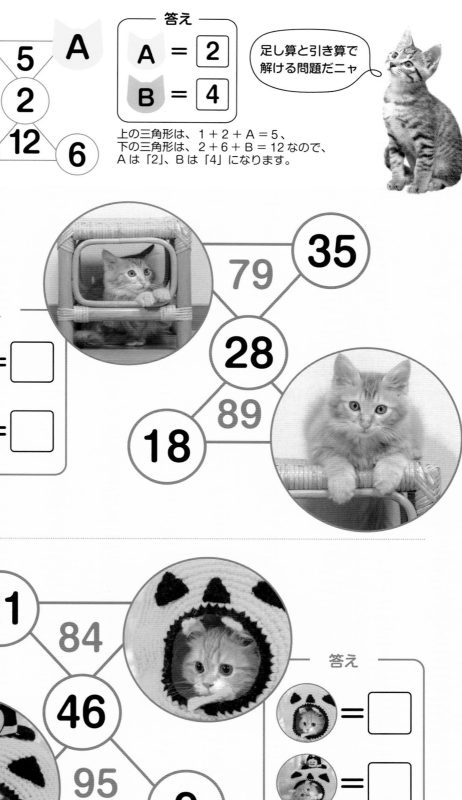

┌ 答え ─────┐
│ 🐱 = ☐ │
│ 🐱 = ☐ │
└──────────┘

79 — 35
28
89
18

④

21 — 84
46
95 — 9

┌ 答え ─────┐
│ 🐱 = ☐ │
│ 🐱 = ☐ │
└──────────┘

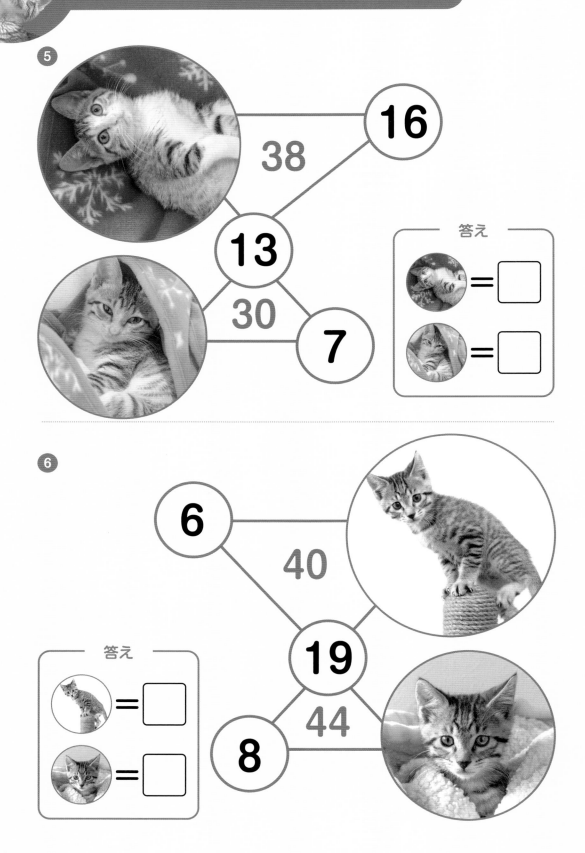

⑤

38

16

13

30

7

答え

= ☐

= ☐

⑥

6

40

19

44

8

答え

= ☐

= ☐

44

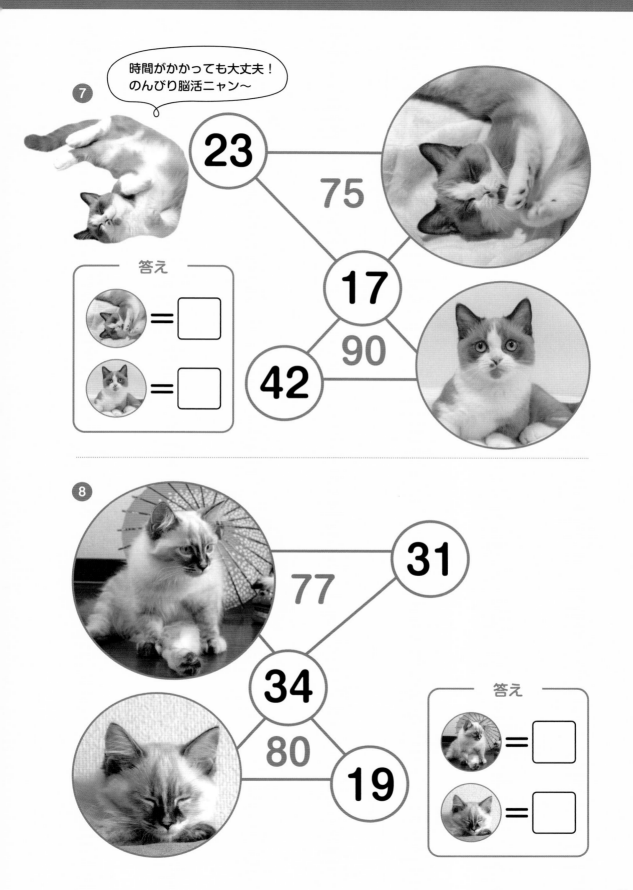

⑨

15　71　33

98　27

答え

＝ □

＝ □

⑩

89　24

92

16　29

答え

＝ □

＝ □

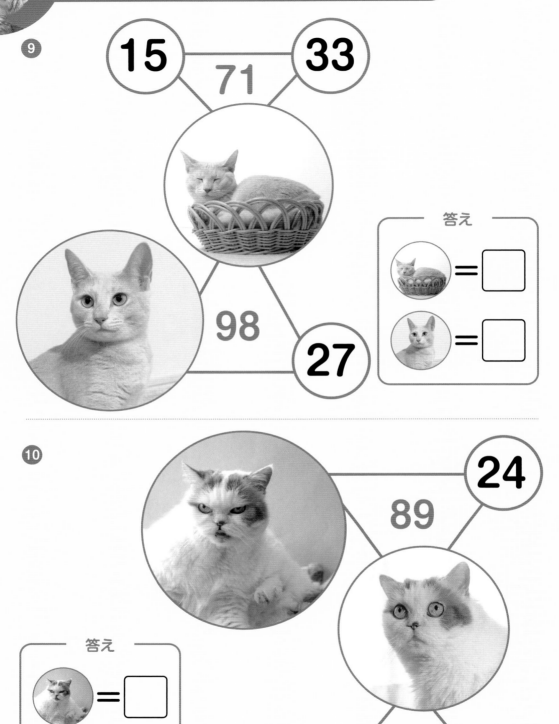

⑪

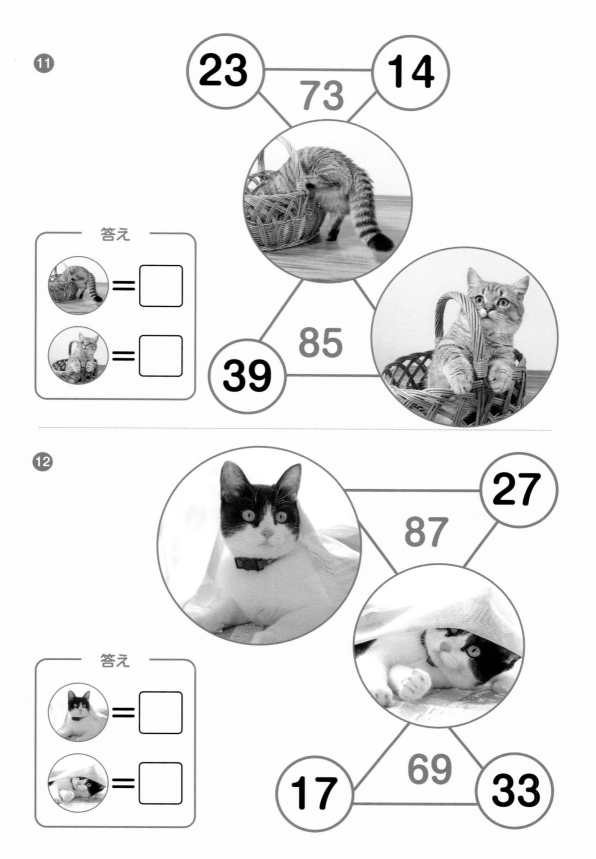

23 ── 73 ── 14

答え

🐱 = ☐

🐱 = ☐

39 ── 85

⑫

27

87

答え

🐱 = ☐

🐱 = ☐

17 ── 69 ── 33

47

①

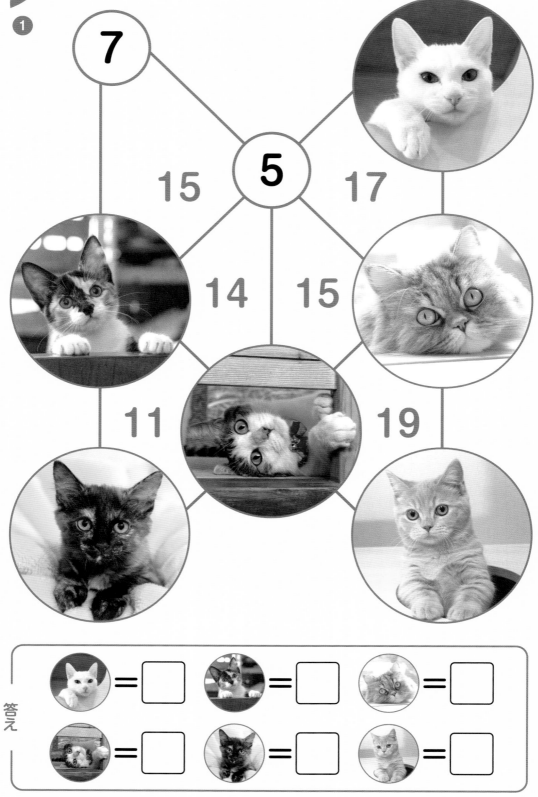

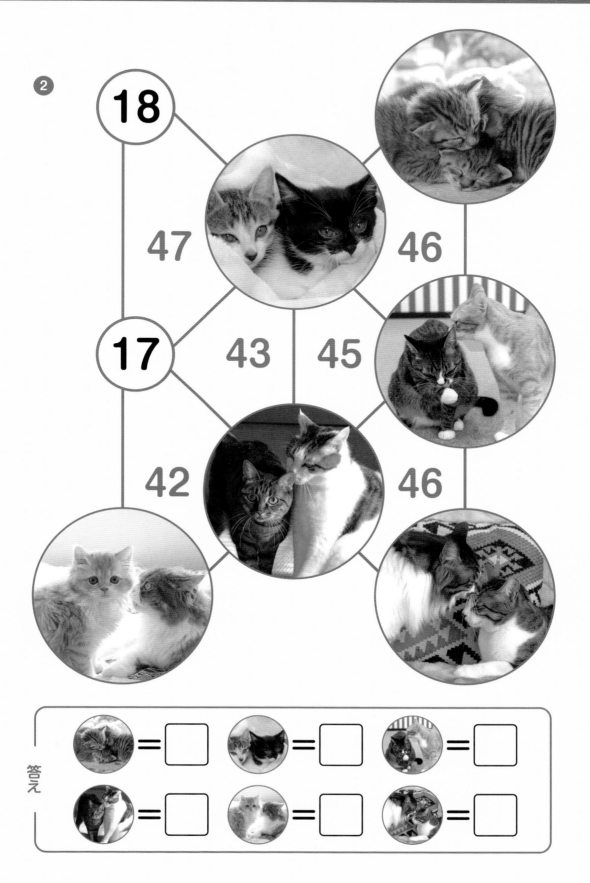

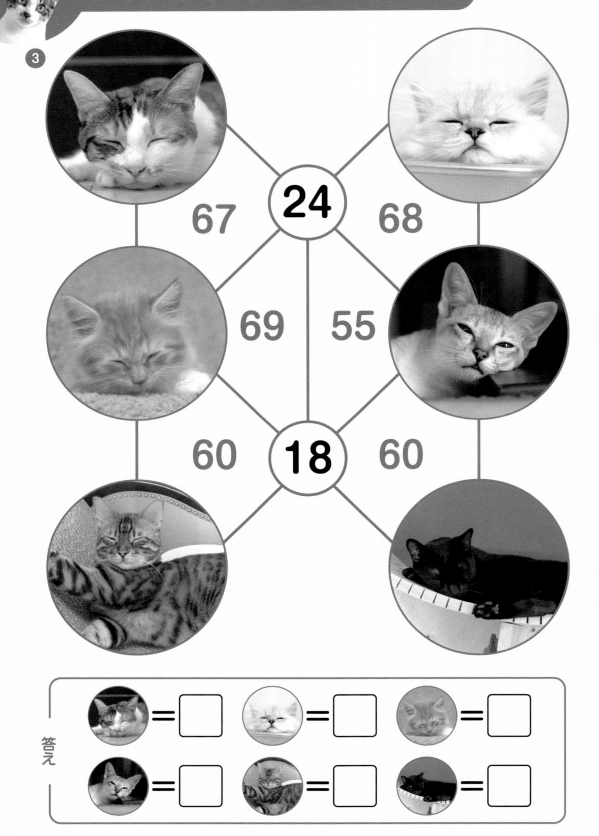

❸

67　24　68

69　55

60　18　60

答え

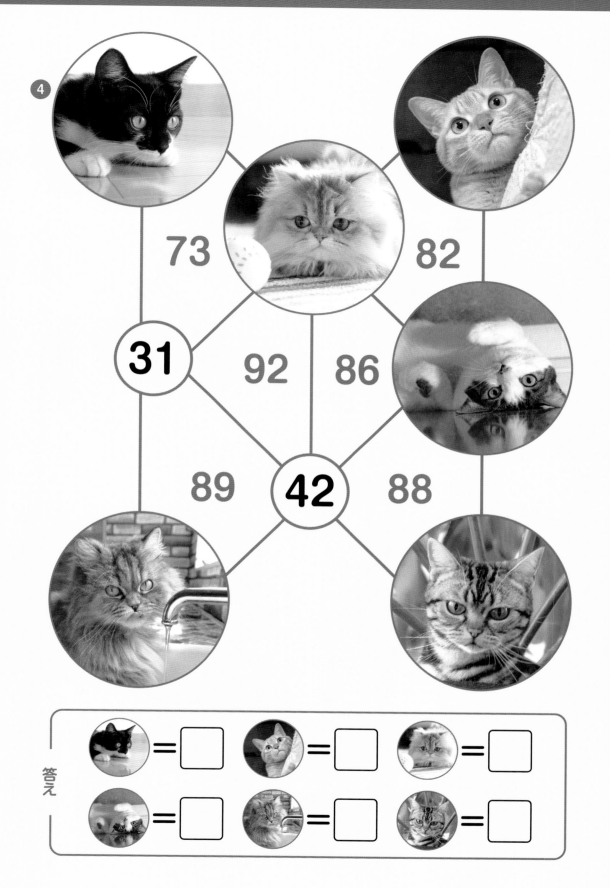

④

73

82

31

92   86

89   42   88

答え

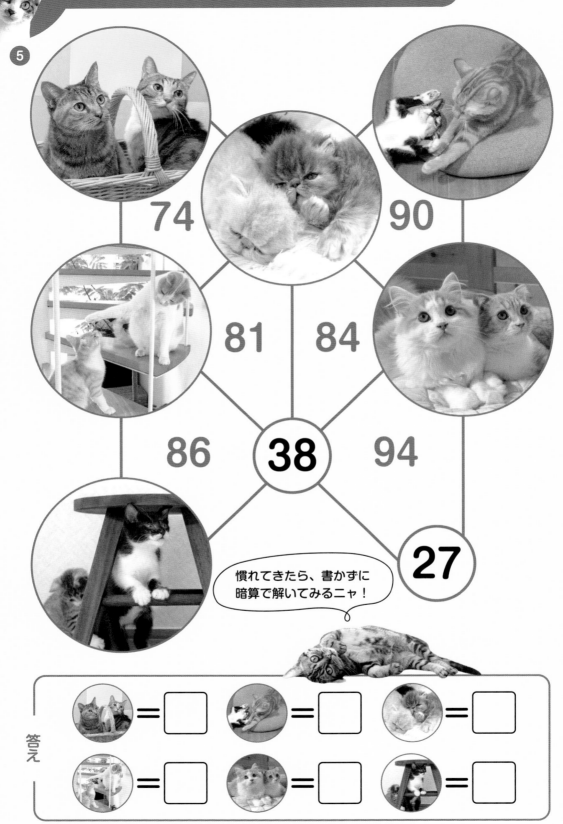

⑤

74　90

81　84

86　38　94

27

慣れてきたら、書かずに
暗算で解いてみるニャ！

答え

□ ＝ □　□ ＝ □　□ ＝ □

□ ＝ □　□ ＝ □　□ ＝ □

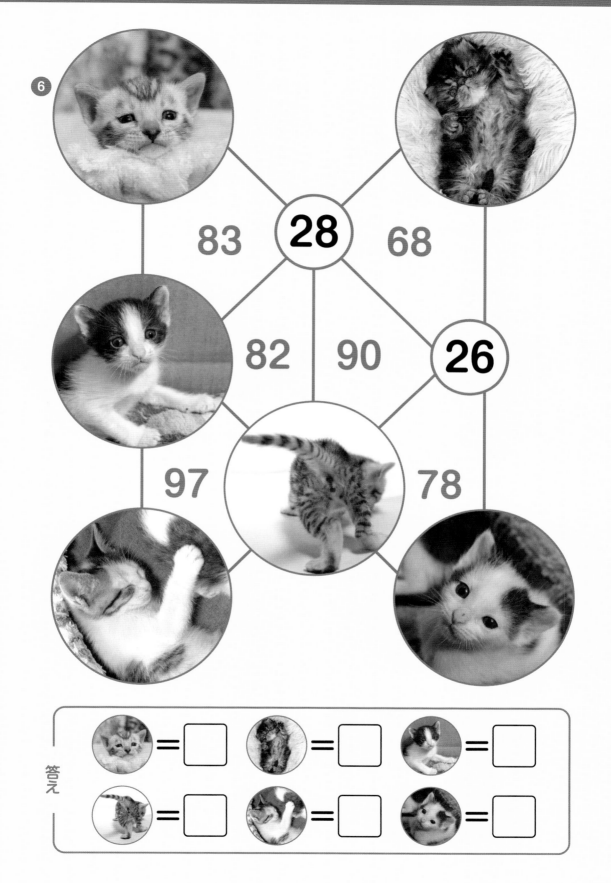

①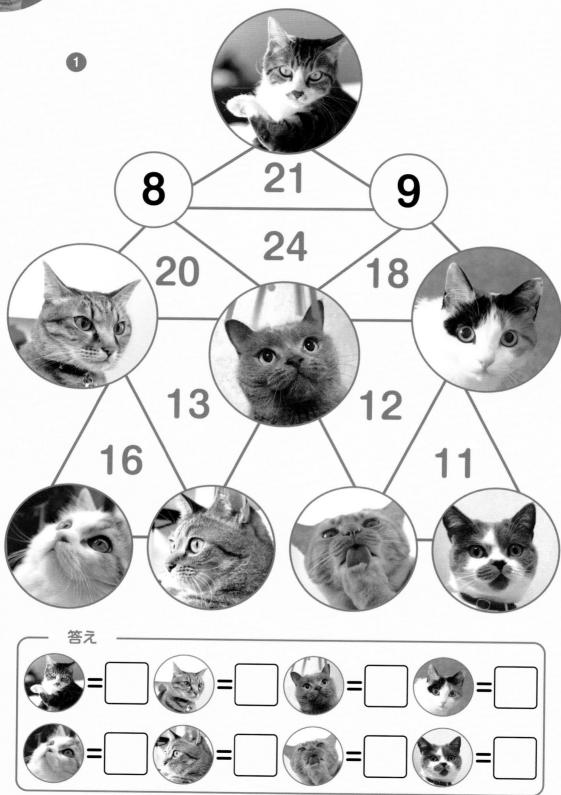

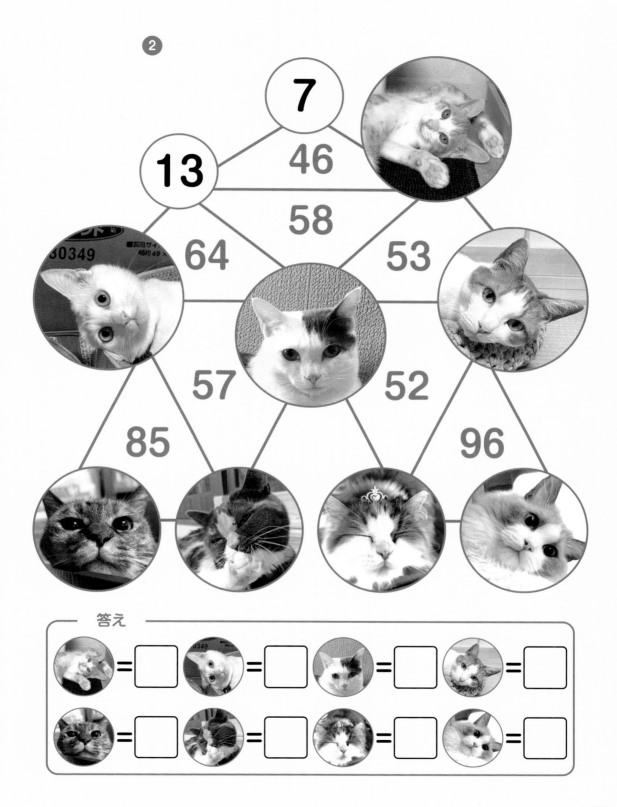

❸

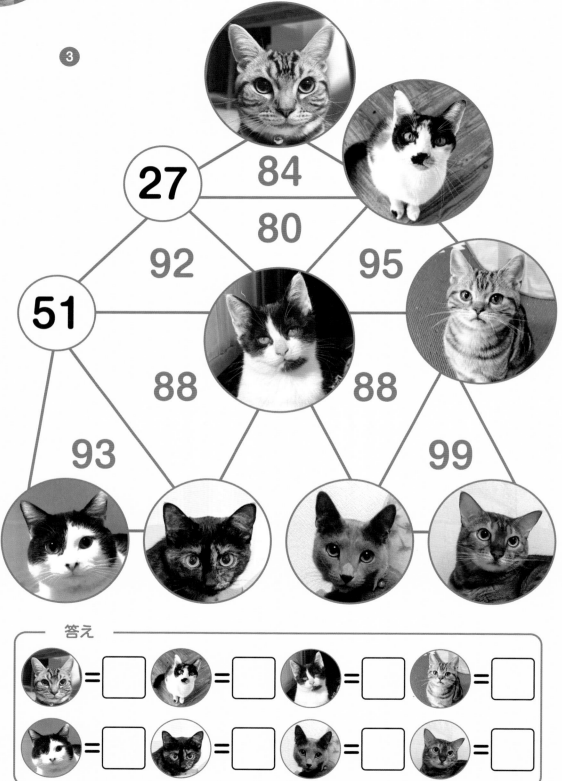

答え

④

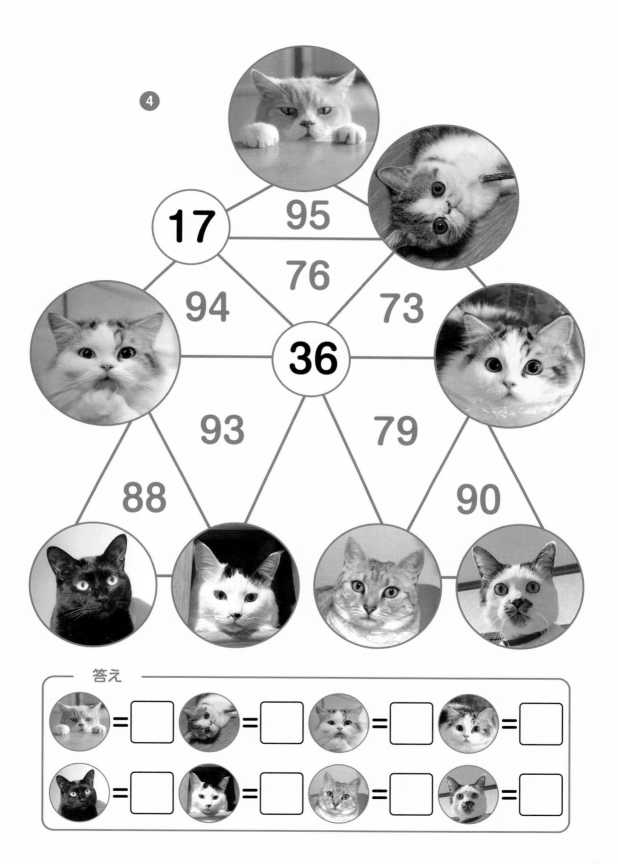

⑤

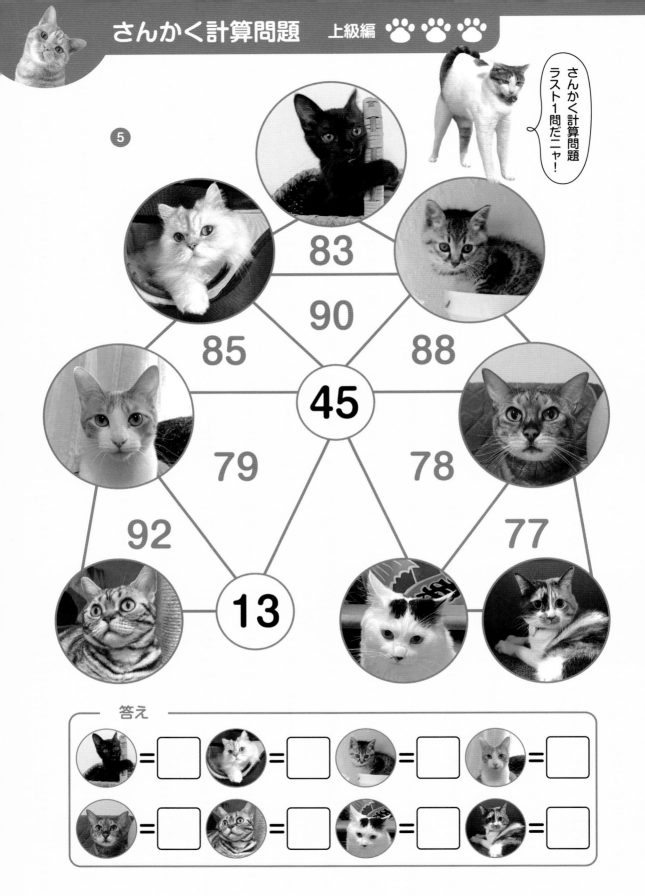

83

90

85　　88

45

79　　78

92

13

77

答え

=　⬜　　=　⬜　　=　⬜　　=　⬜

=　⬜　　=　⬜　　=　⬜　　=　⬜

ごはんを食べ終わるまでの時間をもとめましょう

ボビー、颯太、ももこの 3 匹は、それぞれ 1 回の食事で同じ量のごはんをもらっています。3 匹が食べ終わるのにかかる時間は、ボビーは 2 分、颯太は 3 分、ももこは 4 分です。

あるとき、1 つのお皿に 3 匹分のごはんをまとめて入れてもらって、みんなで同時に食べはじめました。

その 2 分後、ボビーとももこは食べるのをやめ、颯太は最後まで食べ続けて残りすべてを平らげました。3 匹が食べはじめてから颯太がすべて平らげるまで、何分何秒かかりましたか。

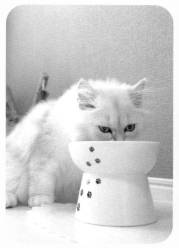
ボビー＝ 2 分

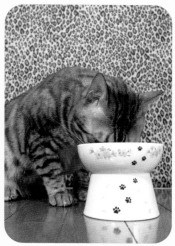
颯太＝ 3 分

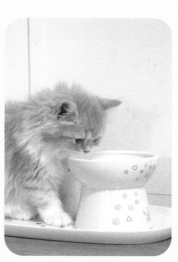
ももこ＝ 4 分

1 匹分の 1 回のごはんの量を、
2 でも 3 でも 4 でも割り切れる
「12」とおいてみるニャン～

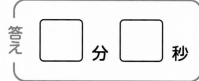

答え □ 分 □ 秒

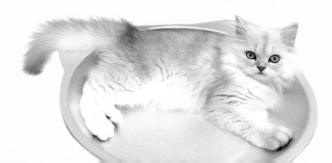

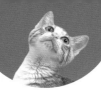

4. ぴったり計算問題

下の計算式の答えになるように、にゃんこ写真の数の中から
選んで□に書きましょう。1つの式に同じ数は使いません。
1つの問題で別の式には同じ数字を使うこともあります。

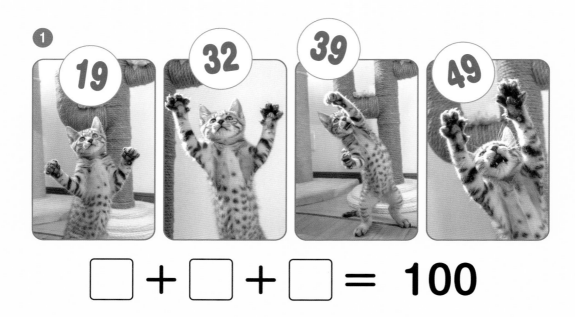

① 19　32　39　49

$$\square + \square + \square = 100$$

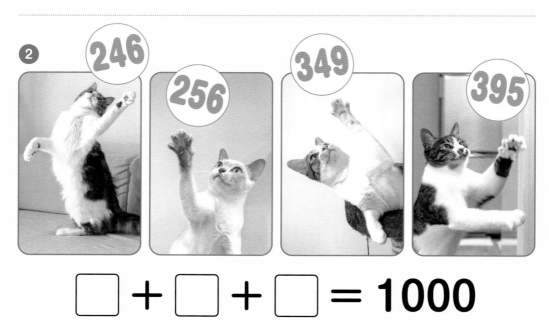

② 246　256　349　395

$$\square + \square + \square = 1000$$

60

| 20 | 30 | 40 | 50 |

答え $\boxed{20} + \boxed{30} + \boxed{50} = 100$

計算式は足し算なので、3つを足してぴったり「100」
になる組み合わせは、20 + 30 + 50 となります。

なるべく早く解くように
すれば、集中力や注意力も
アップするニャ〜

❸

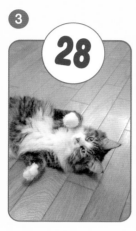
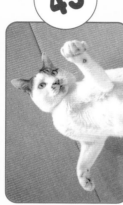
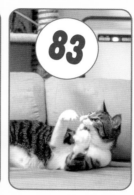
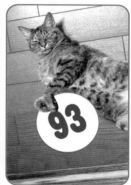

28　45　83　93

$$\boxed{} - \boxed{} - \boxed{} = 10$$

❹

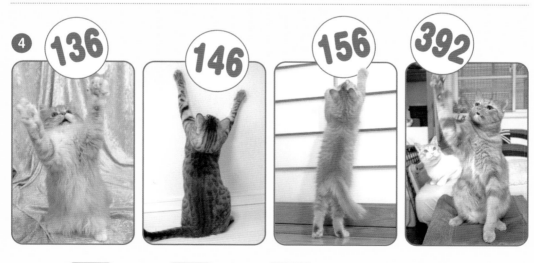

136　146　156　392

$$\boxed{} - \boxed{} - \boxed{} = 100$$

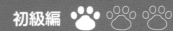

⑤

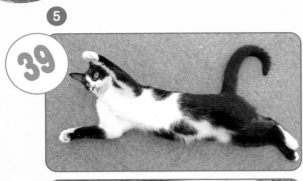

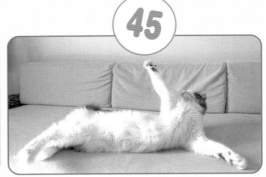

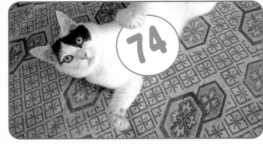

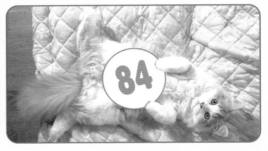

$$\boxed{} + \boxed{} - \boxed{} = 10$$

⑥

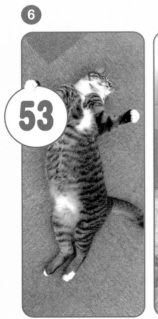

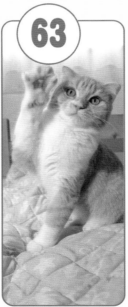

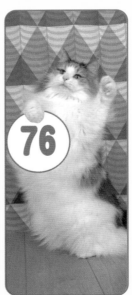

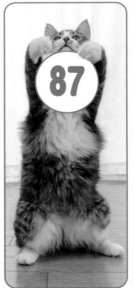

$$\boxed{} - \boxed{} + \boxed{} = 100$$

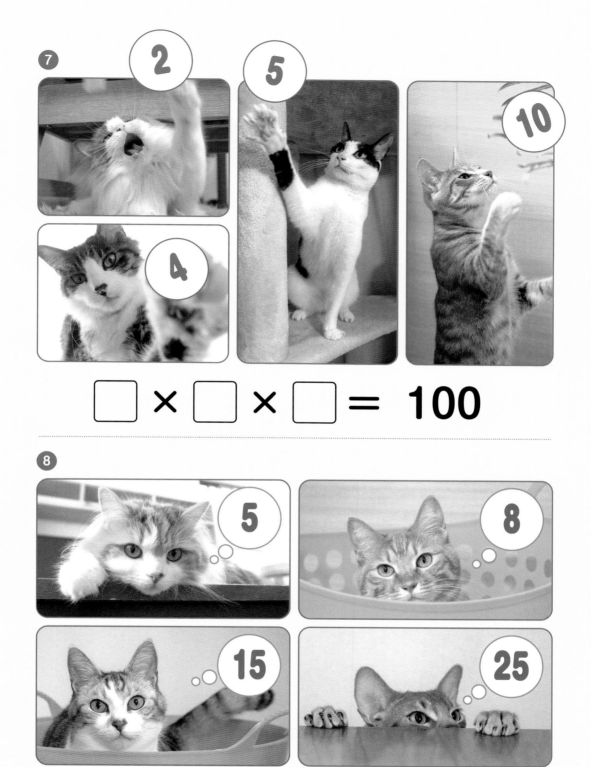

⑦

2 5 10 4

□ × □ × □ = 100

⑧

5 8 15 25

□ × □ × □ = 1000

63

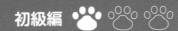

⑨

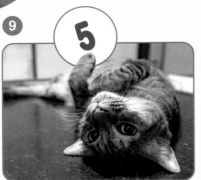

5

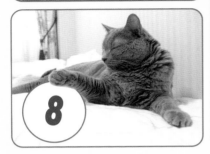

8

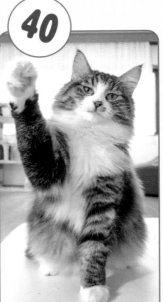

40

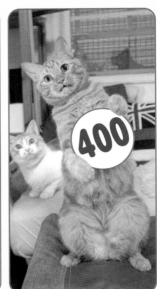

400

$$\boxed{} \div \boxed{} \div \boxed{} = 10$$

⑩

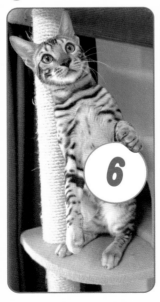

6

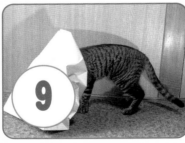

9

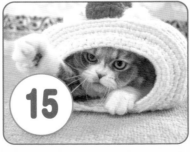

15

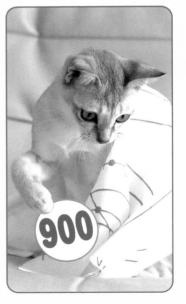

900

$$\boxed{} \div \boxed{} \div \boxed{} = 10$$

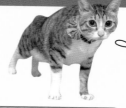

初級編でも、けっこう
難しいニャ……

⑪

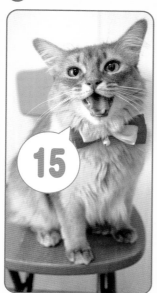
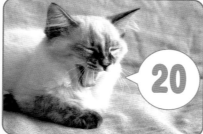
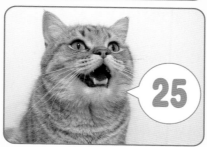
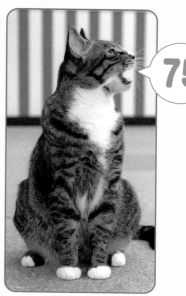

$$\boxed{} \times \boxed{} \div \boxed{} = 100$$

⑫

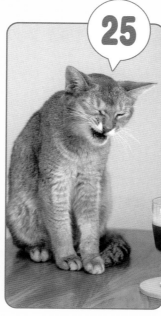
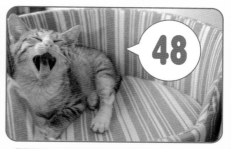
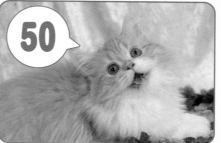

$$\boxed{} \div \boxed{} \times \boxed{} = 100$$

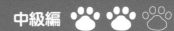

①

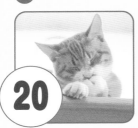 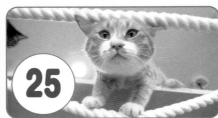 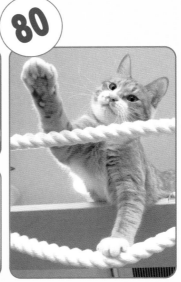

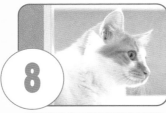 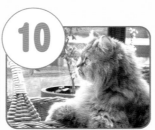

$$\square + \square + \square = 100$$

$$\square \div \square \times \square = 100$$

②

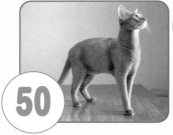 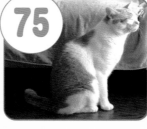 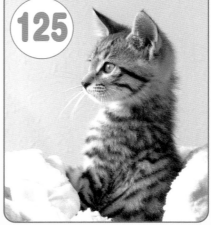

$$\square - \square + \square = 100$$

$$\square \times \square \div \square = 100$$

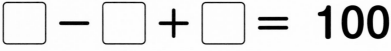

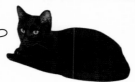

5つの数字は2つの式のいずれかで、最低1回は使うニャ！

❸

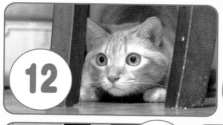

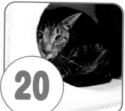

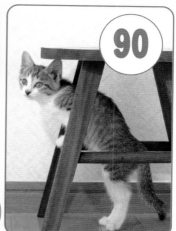

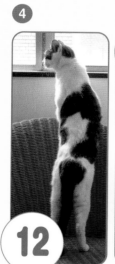

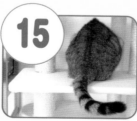

$$\boxed{} + \boxed{} - \boxed{} = 100$$

$$\boxed{} \div \boxed{} \times \boxed{} = 100$$

❹

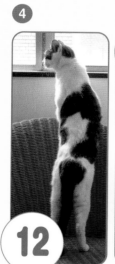

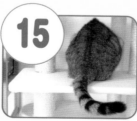

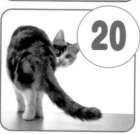

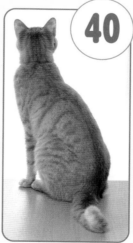

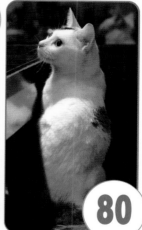

$$\boxed{} - \boxed{} + \boxed{} = 100$$

$$\boxed{} \times \boxed{} - \boxed{} = 100$$

⑤

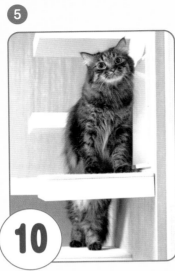
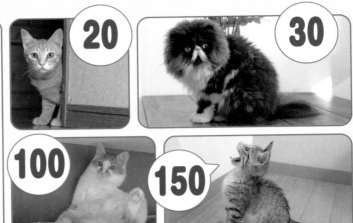

10　**20**　**30**　**100**　**150**

$$\square + \square + \square = 200$$
$$\square \times \square - \square = 200$$

⑥

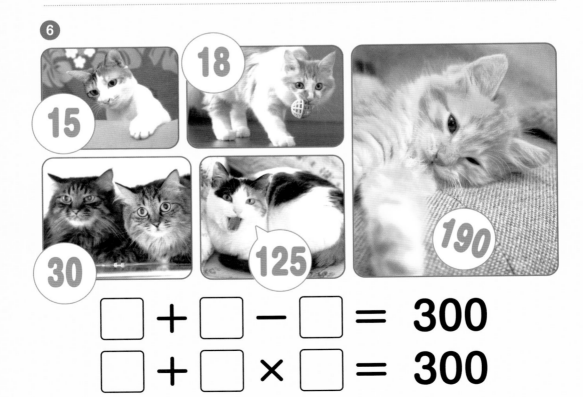

15　**18**　**30**　**125**　**190**

$$\square + \square - \square = 300$$
$$\square + \square \times \square = 300$$

7

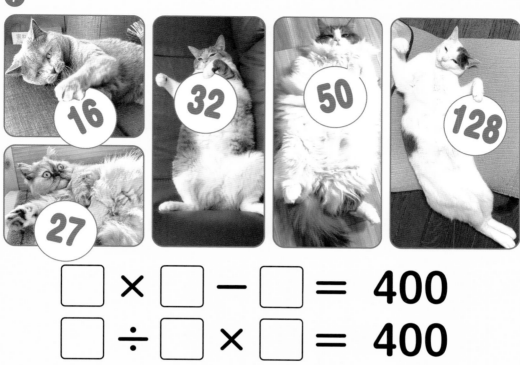

$$\square \times \square - \square = 400$$
$$\square \div \square \times \square = 400$$

8

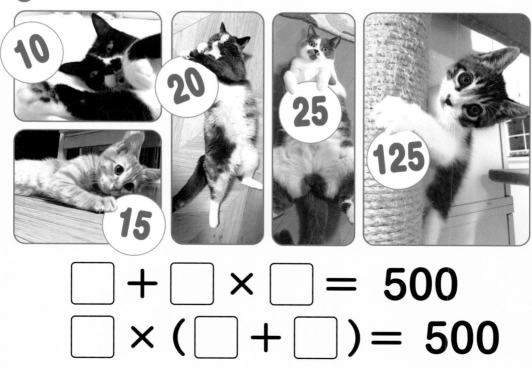

$$\square + \square \times \square = 500$$
$$\square \times (\square + \square) = 500$$

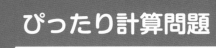
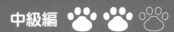

⑨

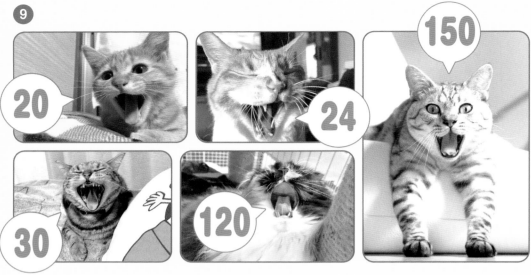

$$\square \times \square + \square = 600$$

$$\square \div \square \times \square = 600$$

⑩

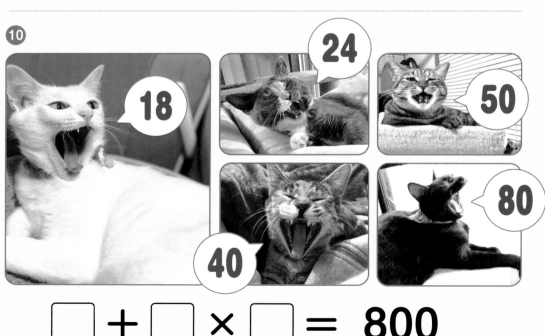

$$\square + \square \times \square = 800$$

$$\square \times (\square - \square) = 800$$

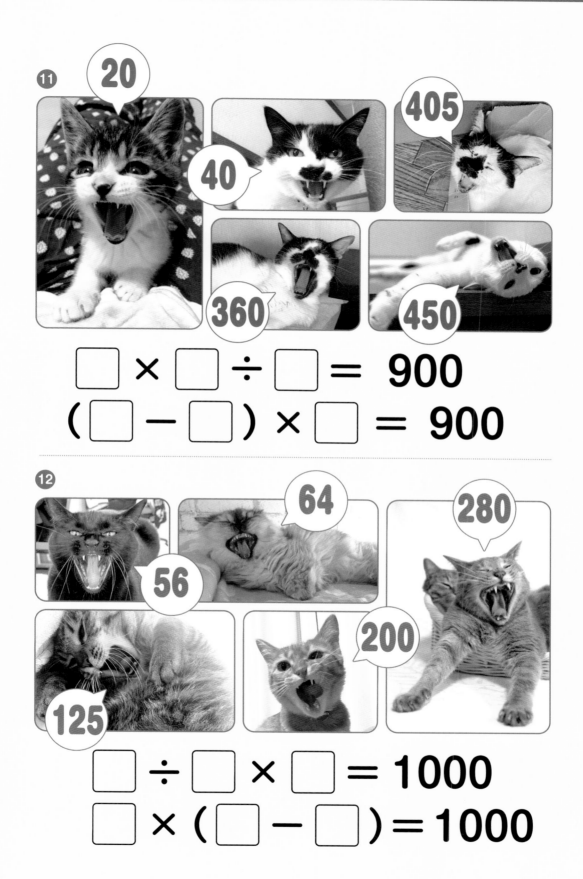

⑪

$$\boxed{} \times \boxed{} \div \boxed{} = 900$$

$$(\boxed{} - \boxed{}) \times \boxed{} = 900$$

⑫

$$\boxed{} \div \boxed{} \times \boxed{} = 1000$$

$$\boxed{} \times (\boxed{} - \boxed{}) = 1000$$

①

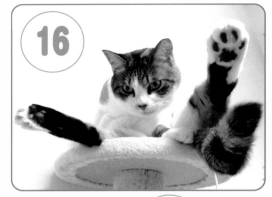

16

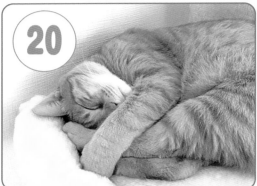

20

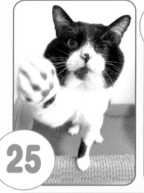

25

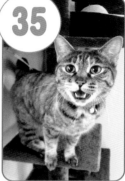

35

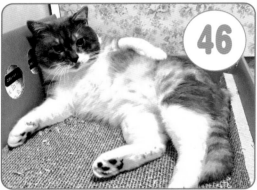

46

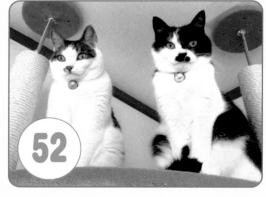

52

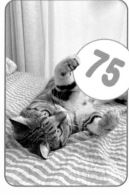

75

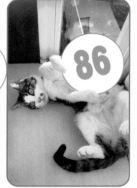

86

$$\square + \square + \square - \square = 100$$

$$\square \times \square - \square \times \square = 100$$

$$(\square - \square - \square) \times \square = 100$$

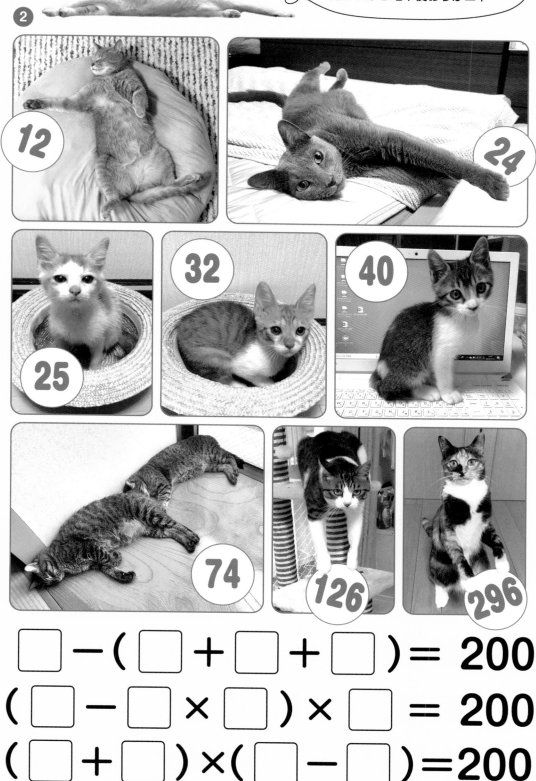

集中力が切れたらちょっと休憩。
難しいから電卓使おうかニャ…

$$\Box - (\Box + \Box + \Box) = 200$$
$$(\Box - \Box \times \Box) \times \Box = 200$$
$$(\Box + \Box) \times (\Box - \Box) = 200$$

③

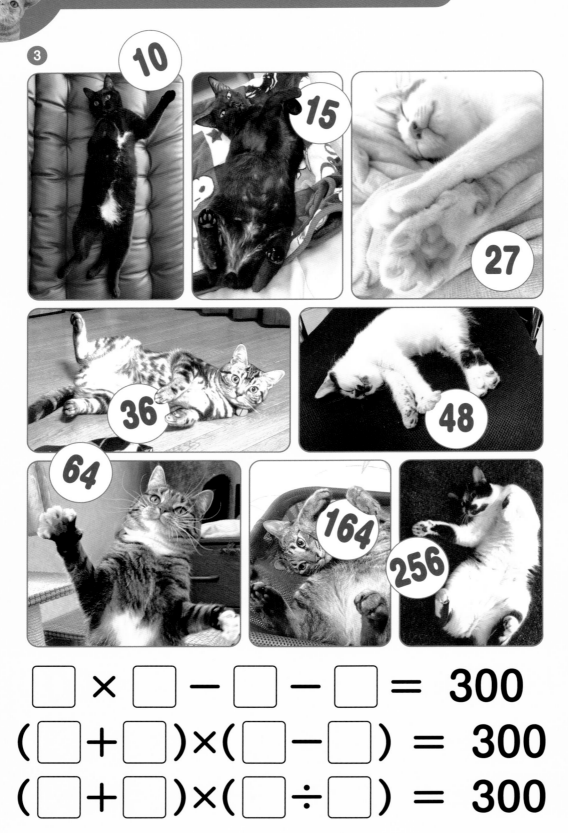

$$\boxed{} \times \boxed{} - \boxed{} - \boxed{} = 300$$

$$(\boxed{} + \boxed{}) \times (\boxed{} - \boxed{}) = 300$$

$$(\boxed{} + \boxed{}) \times (\boxed{} \div \boxed{}) = 300$$

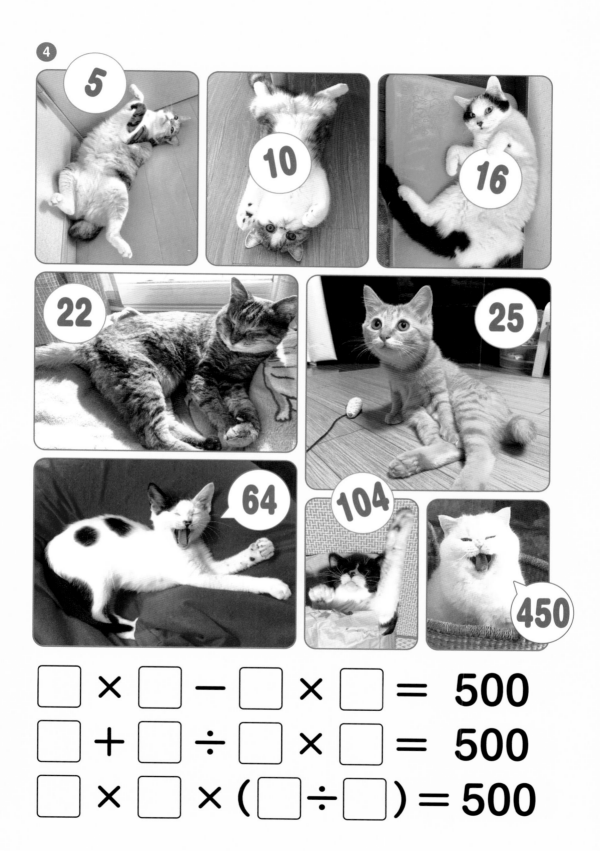

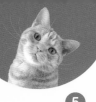

⑤

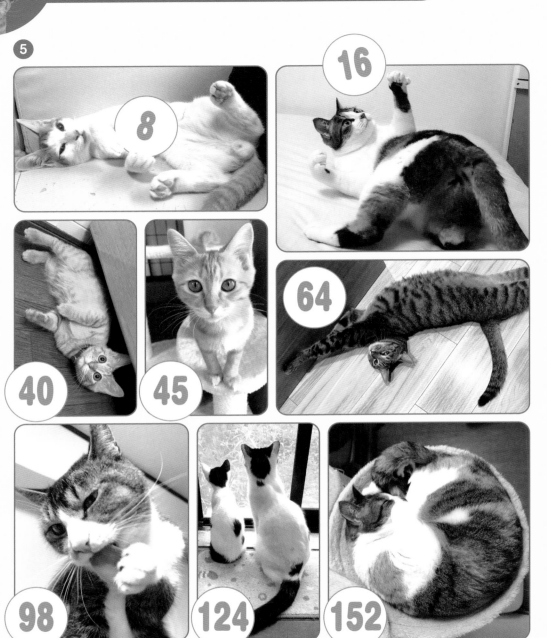

$$(\Box + \Box + \Box) \times \Box = 1000$$

$$\Box \div \Box \times (\Box + \Box) = 1000$$

$$(\Box - \Box) \times \Box + \Box = 1000$$

年数をもとめましょう

現在 5 歳のエルニアさんは、2 年前に 4 匹の子猫を産みました。
4 匹の子猫たちの年齢の合計が、エルニアさんの年齢の 3 倍になるのは、
今から何年後ですか。

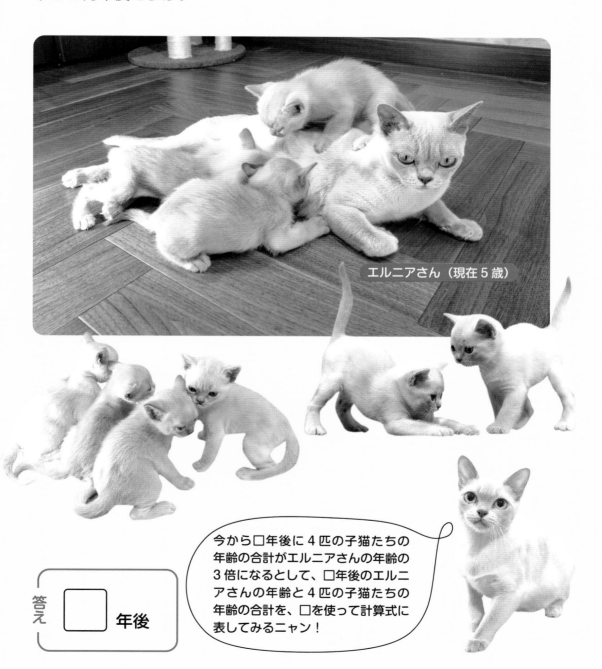

エルニアさん（現在 5 歳）

今から□年後に 4 匹の子猫たちの
年齢の合計がエルニアさんの年齢の
3 倍になるとして、□年後のエルニ
アさんの年齢と 4 匹の子猫たちの
年齢の合計を、□を使って計算式に
表してみるニャン！

答え　□　年後

77

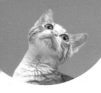

5. てんびん計算問題

問題番号の横の数は、てんびんに乗ったにゃんこたちの重さを表しています。てんびんが釣り合っているか傾いているかから推測し、それぞれのにゃんこの重さを答えの□に書きましょう。

① **1・2・4**

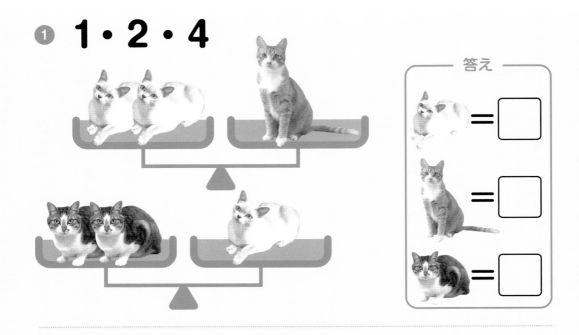

答え

⬜ = □

⬜ = □

⬜ = □

② **1・2・3**

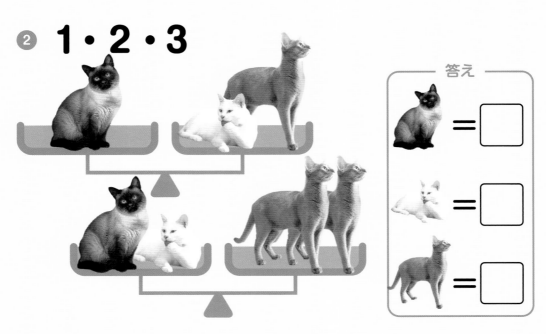

答え

⬜ = □

⬜ = □

⬜ = □

78

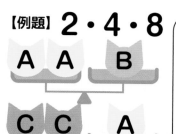

【例題】 2・4・8

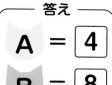

答え

A = 4
B = 8
C = 2

Aが2つとBが1つで釣り合っているので、BはAの2倍の数、Cが2つとAが1つで釣り合っているのでAはCの2倍の数になります。3つの数のうち2つと1つで釣り合う組み合わせから、Aは「4」、Bは「8」、Cは「2」となります。

> 計算力だけでなく
> 推理力も必要ニャ！

③ **4・6・9**

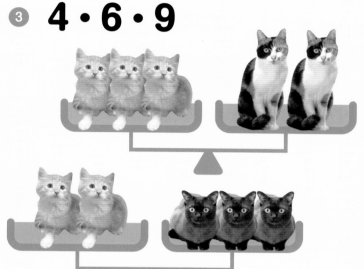

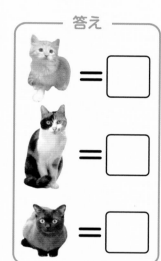

答え

○ =

○ =

○ =

④ **4・8・12**

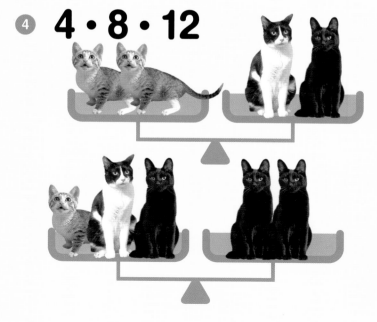

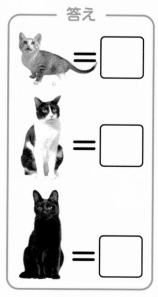

答え

○ =

○ =

○ =

79

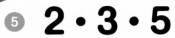

⑤ **2・3・5**

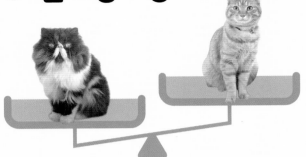

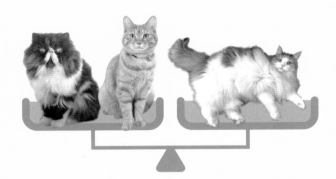

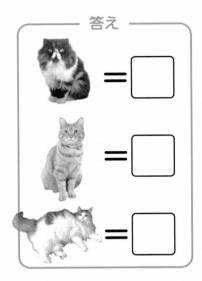

答え

⑥ **2・4・8**

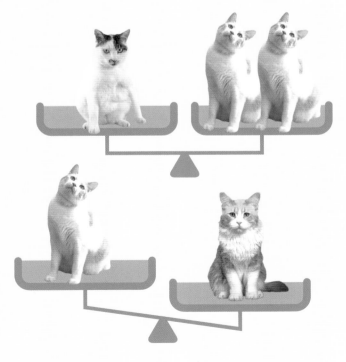

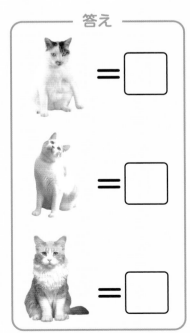

答え

⑦ **2・5・7**

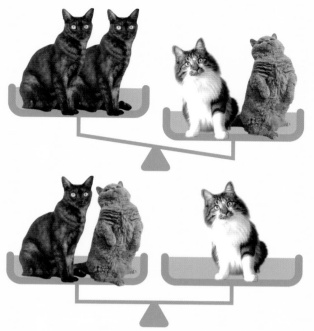

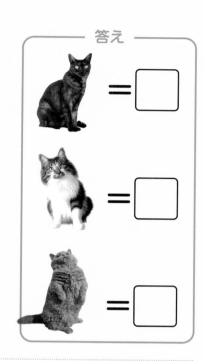

答え

= ☐

= ☐

= ☐

⑧ **4・6・9**

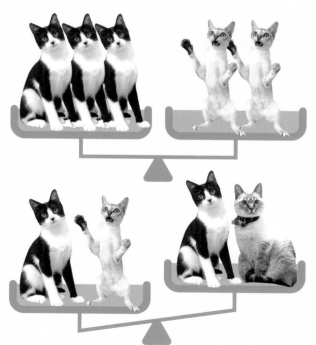

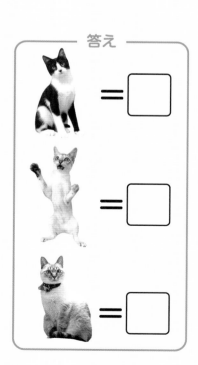

答え

= ☐

= ☐

= ☐

⑨ **3・4・5**

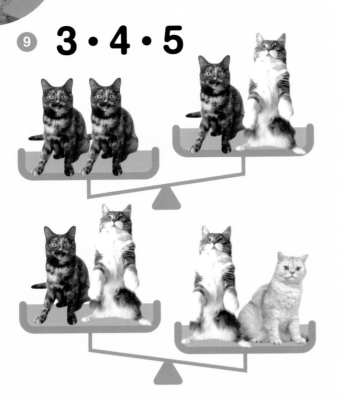

答え

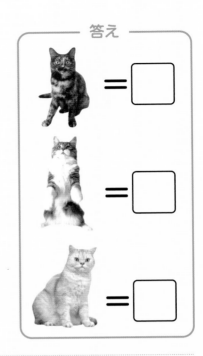

⑩ **1・3・5**

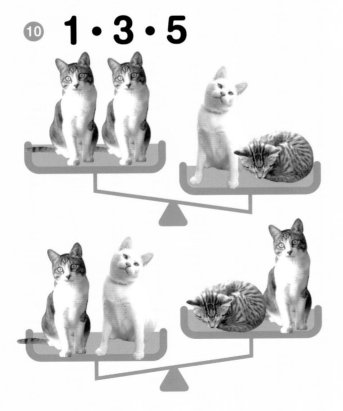

答え

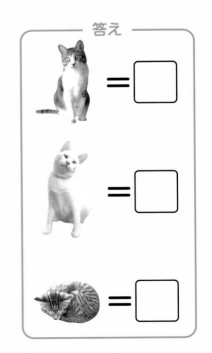

⑪ **3・6・10**

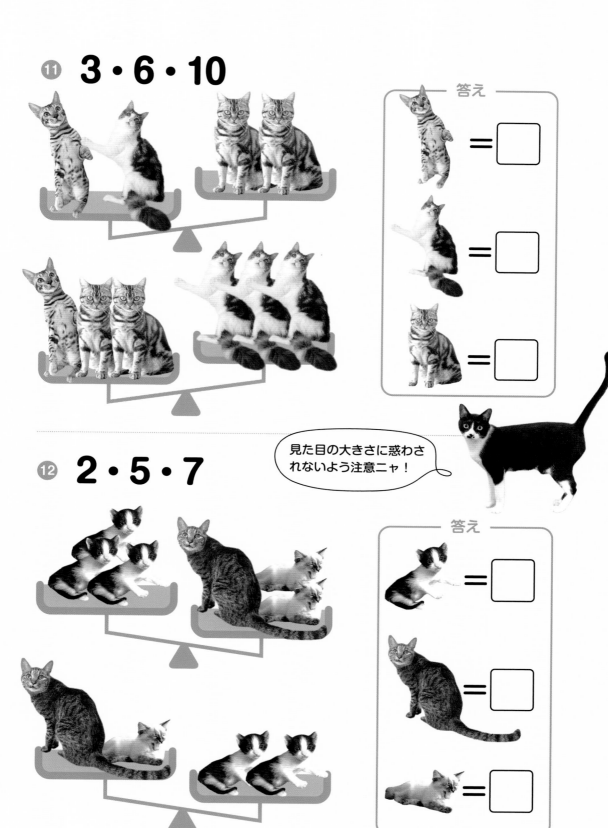

答え

⑫ **2・5・7**

見た目の大きさに惑わされないよう注意ニャ！

答え

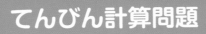 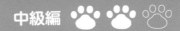
①　1・2・3・5

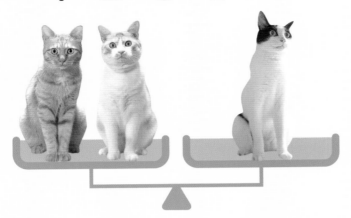

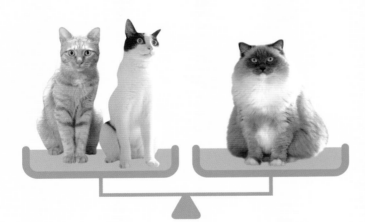

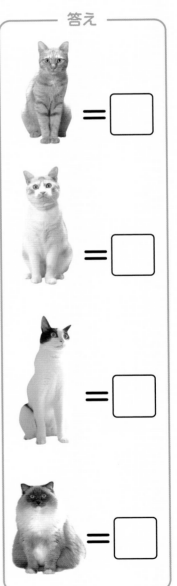

答え

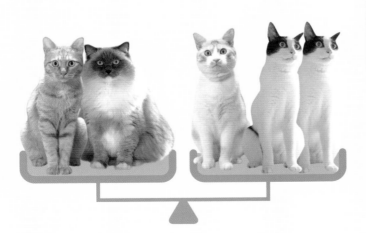

②　2・3・5・8

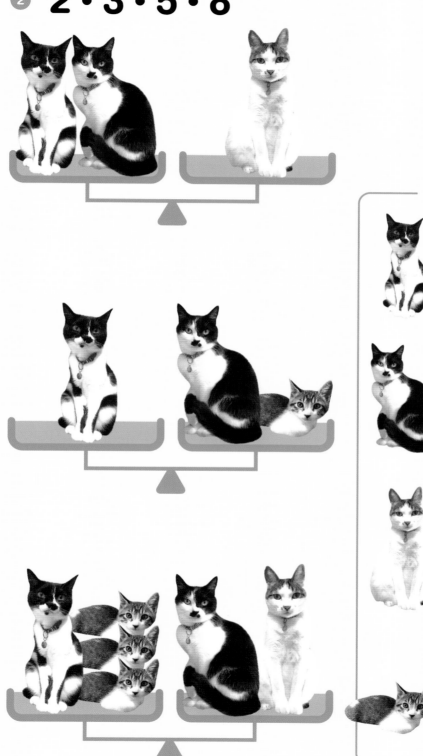

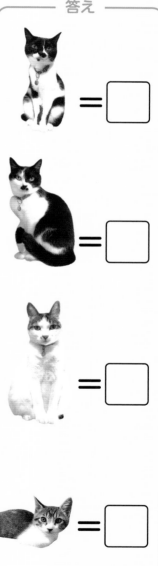

答え

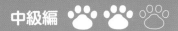

③ **8・12・18・27**

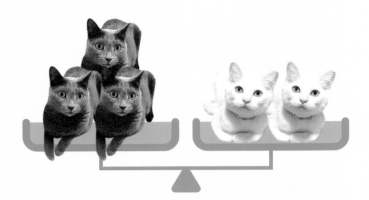

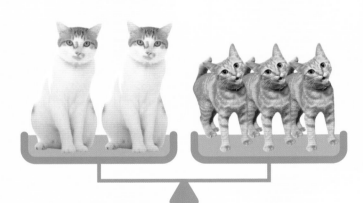

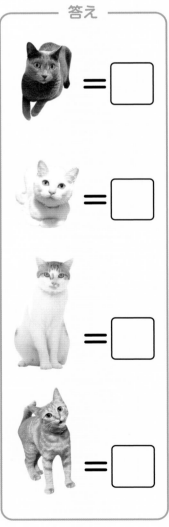

答え

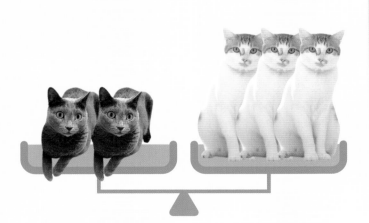

④ **3・4・6・7**

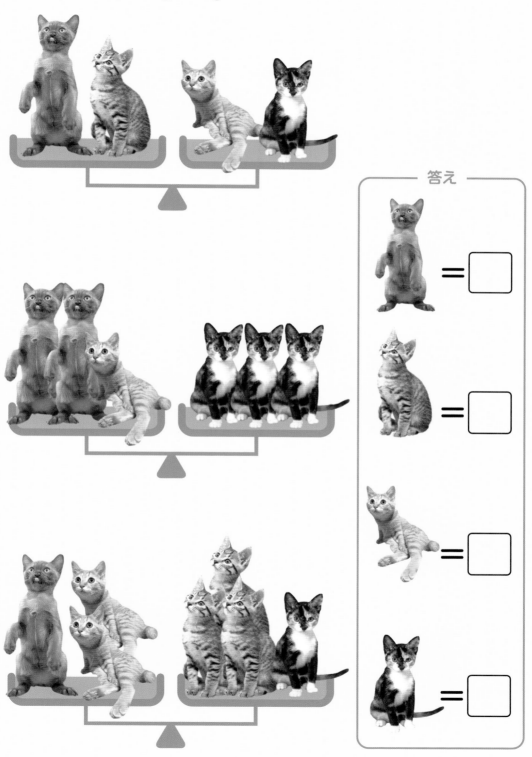

答え

= ☐

= ☐

= ☐

= ☐

⑤ **3・5・8・10**

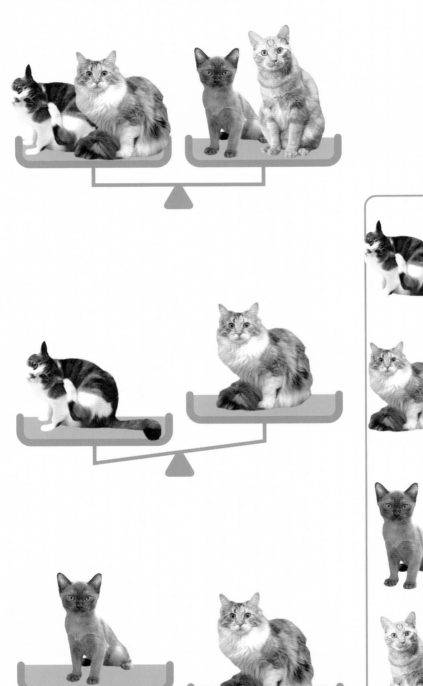

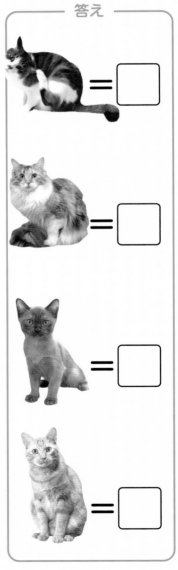

答え

= □

= □

= □

= □

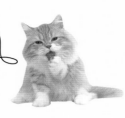

あせらずじっくり考えれば
きっと解けるニャ！

⑥ 3・5・7・9

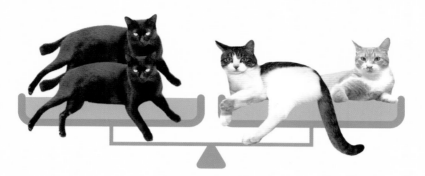

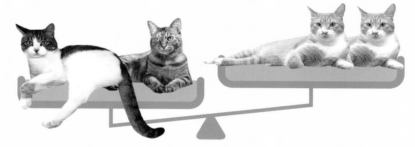

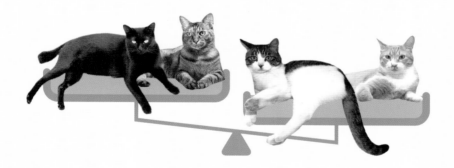

答え

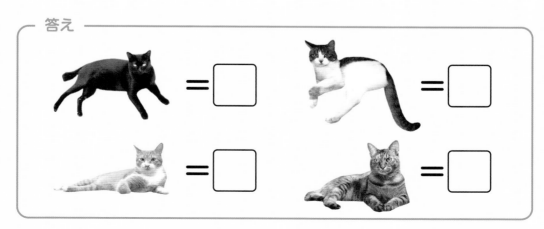

① # 1・2・3・4・5・6

難易度アップ！
あてはまらない
数もあるニャ!?
6つの数から
4つを選ぶニャン

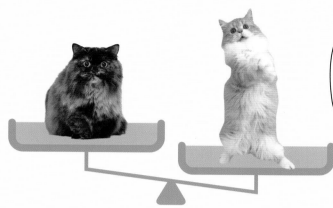

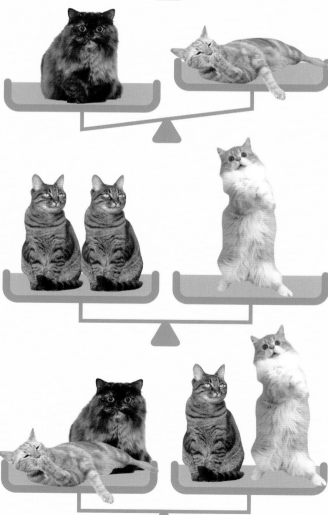

答え

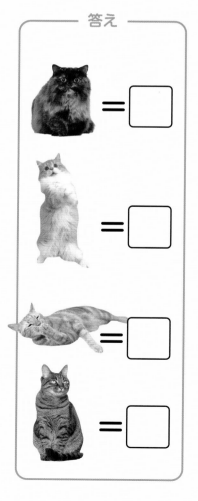

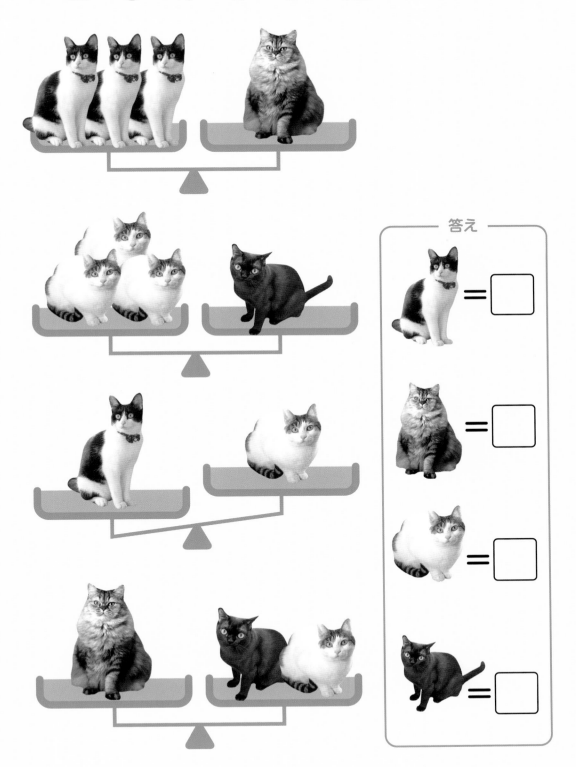

答え

③ **2・3・6・7・8・10**

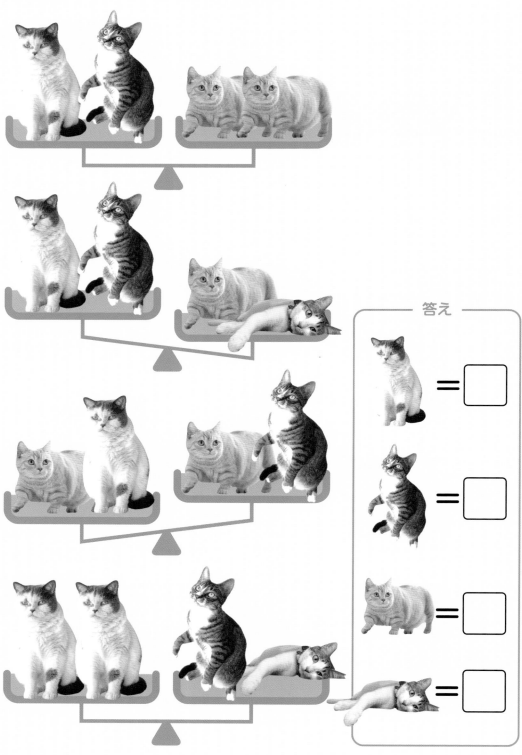

答え

④ **3・6・12・15・21・24**

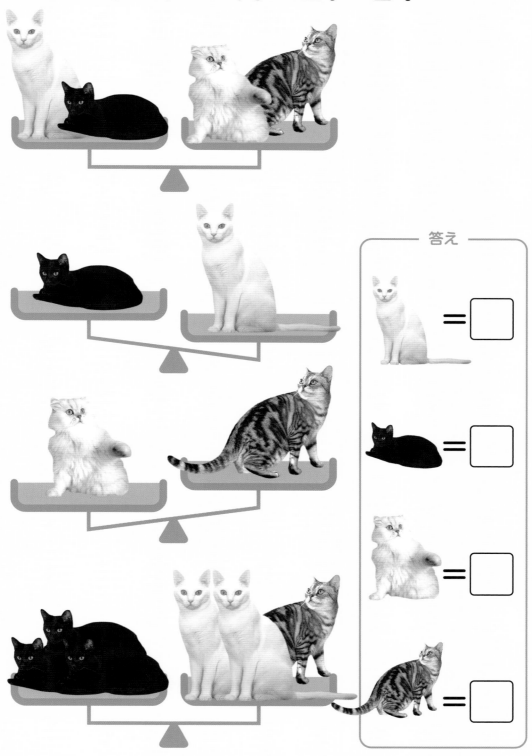

答え

=

=

=

=

⑤　**2・3・4・6・9・12**

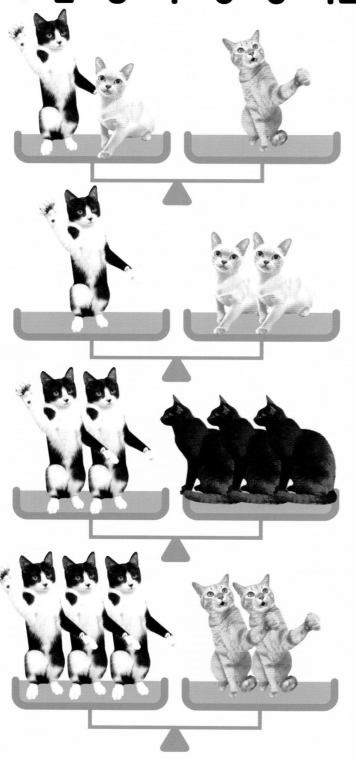

答え

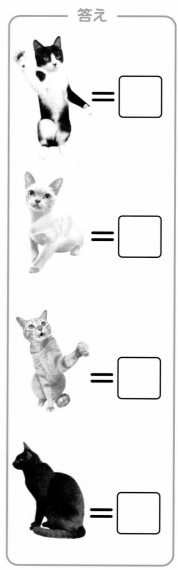

いたずらっこは誰!? 4匹の順位を答えましょう

セブン、Milia、コナン、ムギの4匹が競走をしました。
その結果について、4匹は次のように証言しましたが、
1匹だけいたずらっこがいて、わざとまちがいを言っています。
いたずらっこは誰ですか。また、4匹の順位を答えましょう。

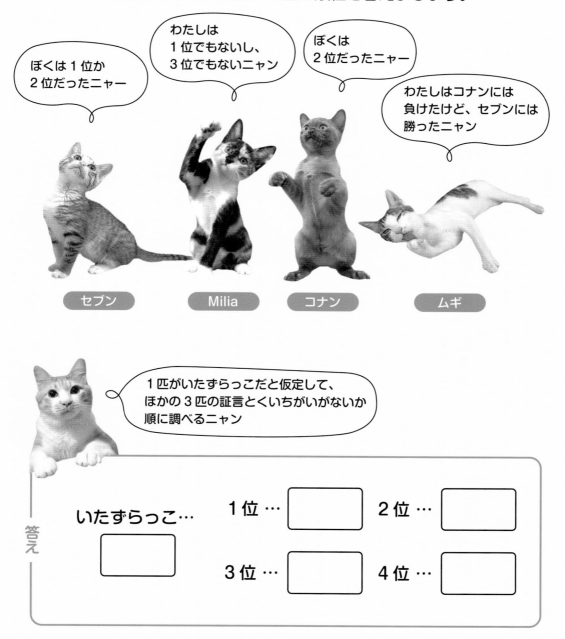

ぼくは1位か
2位だったニャー

わたしは
1位でもないし、
3位でもないニャン

ぼくは
2位だったニャー

わたしはコナンには
負けたけど、セブンには
勝ったニャン

セブン　　　Milia　　　コナン　　　ムギ

1匹がいたずらっこだと仮定して、
ほかの3匹の証言とくいちがいがないか
順に調べるニャン

答え

いたずらっこ…

1位 … 　　　　　2位 …

3位 … 　　　　　4位 …

解答集

楽しく問題が解けたかニャ？
答え合わせはその日のうちがオススメ！
わからない問題は答えを見ながらでも OK ニャン

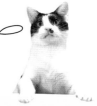

1. 計算問題の答え

初級編 P.6 ～

① = 21 = 15　② = 16 = 24

③ = 55 = 28　④ = 6 = 17

⑤ = 24 = 15　⑥ = 35 = 50

⑦ = 12 = 18　⑧ = 30 = 24

⑨ = 36 = 17　⑩ = 17 = 14

⑪ = 28 = 34　⑫ = 15 = 13

⑬ = 36 = 38　⑭ = 32 = 43

⑮ = 30 = 27　⑯ = 59 = 47

⑰ = 19 = 34　⑱ = 32 = 99

中級編 P.12 ～

① = 7 　 ┆ ② = 3 　 = 8

　 = 5 = 40 ┆ = 9

96

③ 🐱 = 8　🐱 = 36　🐱 = 9

④ 🐱 = 48　🐱 = 12　🐱 = 5

⑤ 🐱 = 27　🐱 = 15　🐾 = 21

⑥ 🐱 = 4　🐱 = 18　🐾 = 6

⑦ 🐱 = 9　🐱 = 25　🐈 = 11

⑧ 🐱 = 5　🐱 = 54　🐈 = 24

⑨ 🐱 = 15　🐱 = 21　🐱 = 18

⑩ 🐱 = 6　🐱 = 54　🐱 = 36

⑪ 🐱 = 33　🐱 = 5　🐱 = 8

⑫ 🐾 = 5　🐾 = 18　🐈 = 47

上級編　P.18〜

①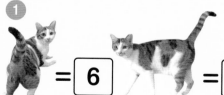

= 6　= 8

🐱 = 12

🐈 = 4　= 14

② 🐱 = 7　🐾 = 4

🐱 = 20

🐱 = 9　= 16

97

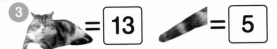

③ 🐱 = 13 🐈 = 5

🐱 = 60 🐈 = 10

🐱 = 12 🐱 = 15

④ 🐱 = 8 🐱 = 16

🐱 = 15 🐱 = 90

🐱 = 32 🐱 = 45

⑤ 🐱 = 7 🐱 = 11 🐾 = 3 🐱 = 40 🐱 = 4

文章問題 ❶ の答え P.23

🐱 =5.2 kg 🐱 =4.3 kg 🐱 =6.4 kg
ドロシー　　　　まる子　　　　　アトム

解説

体重の関係を式に表すと、
ドロシー＋まる子＝ 9.5、まる子＋アトム＝ 10.7、アトム＋ドロシー＝ 11.6
3 つの式を足すと、
（ドロシー＋まる子）＋（まる子＋アトム）＋（アトム＋ドロシー）＝ 9.5 ＋ 10.7 ＋ 11.6 となります。
つまり、**ドロシー＋ドロシー＋まる子＋まる子＋アトム＋アトム＝ 31.8** となり、
3 匹それぞれ 2 回ずつ足した合計＝**（ドロシー＋まる子＋アトム）× 2 ＝ 31.8** なので、
3 匹の体重の合計は、**ドロシー＋まる子＋アトム＝ 31.8 ÷ 2 ＝ 15.9** ともとめることができます。
ドロシーの体重は、3 匹の合計から（まる子＋アトム）の体重を引けばいいので、**15.9 － 10.7 ＝ 5.2**
まる子の体重は、3 匹の合計から（アトム＋ドロシー）の体重を引けばいいので、**15.9 － 11.6 ＝ 4.3**
アトムの体重は、3 匹の合計から（ドロシー＋まる子）の体重を引けばいいので、**15.9 － 9.5 ＝ 6.4**

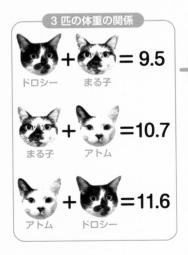

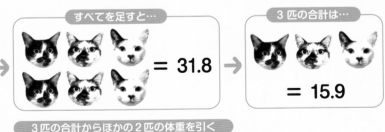

3 匹の体重の関係

🐱 ＋ 🐱 = 9.5
ドロシー　まる子

🐱 ＋ 🐱 =10.7
まる子　　アトム

🐱 ＋ 🐱 =11.6
アトム　　ドロシー

すべてを足すと…

🐱🐱🐱🐱🐱🐱 = 31.8

3 匹の合計は…

🐱🐱🐱 = 15.9

3 匹の合計からほかの 2 匹の体重を引く

🐱 = 15.9 －(🐱 ＋ 🐱) → 15.9 － 10.7

🐱 = 15.9 －(🐱 ＋ 🐱) → 15.9 － 11.6

🐱 = 15.9 －(🐱 ＋ 🐱) → 15.9 －　9.5

2. 筆算問題の答え

初級編 P.24～

❶ = 8 = 2 　　❷ = 3 = 4

❸ = 1 = 7 　　❹ = 6 = 5

❺ = 7 = 3 　　❻ = 8 = 6

❼ = 8 = 5 　　❽ = 6 = 3

❾ = 1 　⓾ = 5 　⓫ = 8 　⓬ = 8
= 7 　　 = 1 　　 = 4 　　 = 9
= 2 　　 = 3 　　 = 2 　　 = 7

⓭ = 7 　⓮ = 8 　⓯ = 7 　⓰ = 5
= 3 　　 = 9 　　 = 1 　　 = 2
= 1 　　 = 3 　　 = 4 　　 = 4

⓱ = 8 　⓲ = 2 　⓳ = 4 　⓴ = 0
= 5 　　 = 4 　　 = 2 　　 = 9
= 9 　　 = 0 　　 = 7 　　 = 2

中級編 P.30 〜

1 🐱 = 4 🐱 = 3

2 🐱 = 7 🐱 = 6

3 🐱 = 6 🐱 = 4 🐱 = 8

4 🐱 = 9 🐱 = 8 🐱 = 6

5 🐱 = 3 🐱 = 7 🐱 = 4 🐱 = 7 🐾 = 4

6 🐱 = 2 🐱 = 3 🐱 = 6 🐾 = 2 🐾 = 7

7 🐱 = 7 🐱 = 8 🐱 = 0 🐱 = 2 🐱 = 2 🐱 = 8

8 🐱 = 4 🐱 = 7 🐾 = 4 🐱 = 8 🐾 = 2 🐱 = 6

9 🐱 = 9 🐱 = 1 🐱 = 8 🐱 = 3 🐱 = 7 🐱 = 8

10 🐱 = 6 🐾 = 7 🐱 = 2 🐱 = 2 🐾 = 3 🐱 = 4

⑪ = 9   = 7

= 0   = 8

= 0   = 9

⑫ = 8   = 5

= 2   = 9

= 9   = 2

⑬ = 3   = 4

= 3   = 2

= 1   = 4

⑭ = 2   = 3

= 6   = 6

= 8   = 7

上級編   P.36〜

① = 7   = 2

② = 5   = 8

③ = 5   = 2

④ = 3   = 7

⑤ = 3   = 8

⑥ = 5   = 2

⑦ = 8   = 1

⑧ = 8   = 6

⑨ = 5   = 9

⑩ = 4   = 3

⑪ = 4   = 6

⑫ = 6   = 7   = 9

⑬ = 4 　 = 2 　 = 6 　 = 1

⑭ = 6 　 = 8 　 = 4

⑮ = 2 　 = 3 　 = 6

⑯ = 2 　 = 8 　 = 6 　 = 1

文章問題 ❷ の答え　P.41

6 秒後

解説

まずは、それぞれが1秒間にどれだけ進むのかをもとめます。

部屋の中の1周の距離を10（秒）でも15（秒）でも割り切れる「30」として計算すると、

ゆずが1秒間に進む距離は30 ÷ 10 ＝ 3、なつが1秒間に進む距離は30 ÷ 15 ＝ 2 となります。

つぎに、2匹は反対方向に進むので、出発するときの2匹の間には30の距離があると考えます。

同時に出発した2匹は、それぞれ1秒間に、ゆずは3、なつは2進むので、

2匹の距離は1秒間に3 ＋ 2 ＝ 5ずつ近づく ことがわかります。

つまり、2匹が出会うまでの時間は、30の距離を5で割ればいいので、

30 ÷ 5 ＝ 6（秒後） となります。

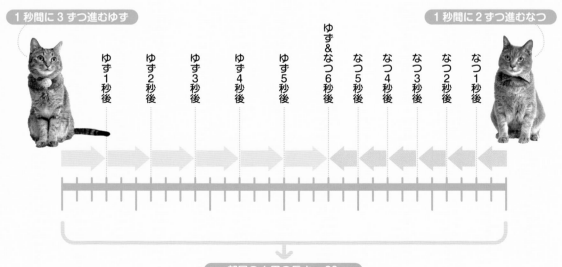

3. さんかく計算問題の答え

初級編 P.42～

❶ = 6　 = 8　　❷ = 4　 = 2

❸ = 16　= 43　　❹ = 17　= 40

❺ = 9　= 10　　❻ = 15　= 17

❼ = 35　= 31　　❽ = 12　= 27

❾ = 23　= 48　　❿ = 18　= 47

⓫ = 36　 = 10　　⓬ = 41　= 19

中級編 P.48～

❶ = 8　= 3　　❷ = 15　= 12

 = 4　= 6　　 = 19　= 14

 = 2　= 9　　= 11　= 13

❸ = 16　 = 31　　❹ 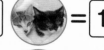 = 23　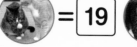 = 38

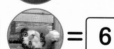 = 27　= 13　　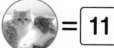 = 19　 = 25

  = 15　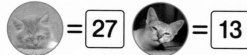 = 29　　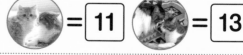 = 16　 = 21

103

解答集

⑤ = 31　 = 44　　**⑥** = 37　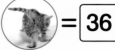 = 14

 = 17　 = 26　　 = 18　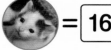 = 36

　　　　 = 29　 = 22　　　　 = 43　 = 16

上級編 P.54 ～

① = 4　 = 5　 = 7　 = 2

 = 10　 = 1　 = 3　 = 6

② = 26　 = 32　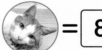 = 19　　 = 8

 = 47　 = 6　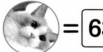 = 25　　 = 63

③ = 18　 = 39　 = 14　　 = 42

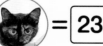 = 19　 = 23　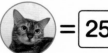 = 32　　 = 25

④ = 55　 = 23　 = 41　　 = 14

 = 31　 = 16　 = 29　　 = 47

⑤ 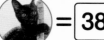 = 38　 = 19　 = 26　 = 21

 = 17　 = 58　 = 16　　 = 44

4 分 30 秒

解説

まずは、それぞれが 1 分間に食べるごはんの量をもとめます。

1 匹分の 1 回のごはんの量を 2（分）でも 3（分）でも 4（分）でも割り切れる「12」として計算すると、

1 分間に食べる量は、ボビーが 12 ÷ 2 = 6、颯太が 12 ÷ 3 = 4、ももこが 12 ÷ 4 = 3 となります。

つぎに、3 匹分の 1 回のごはんの量を 12 × 3 = 36 と考えます。

同時に食べだした 3 匹は、**それぞれ 1 分間に、ボビーは 6、颯太は 4、ももこは 3 食べる**ので、

3 匹が 1 分間に食べる量の合計は 6 + 4 + 3 = 13、**2 分後には 13 × 2 = 26 食べた**ことになり、

残りのごはんは、36 − 26 = 10 であることがわかります。

颯太が残りの 10 を食べるのにかかる時間は、10 ÷ 4 = 2.5 なので、2 分 30 秒となります。

3 匹が食べはじめてからの時間を足すと、颯太が平らげるまでにかかった時間は、

2 分 ＋ 2 分 30 秒 = 4 分 30 秒となります。

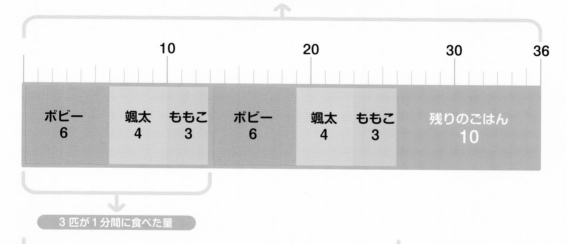

3 匹分のごはんの量の合計 = 36

10   20   30   36

| ボビー 6 | 颯太 4 | ももこ 3 | ボビー 6 | 颯太 4 | ももこ 3 | 残りのごはん 10 |

3 匹が 1 分間に食べた量

3 匹が 2 分間に食べた量

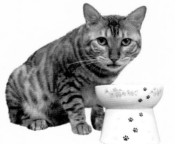

いつもより
たくさん食べたニャ

解答集

4. ぴったり計算問題の答え

① $19 + 32 + 49 = 100$　　② $256 + 349 + 395 = 1000$

③ $83 - 28 - 45 = 10$　　④ $392 - 136 - 156 = 100$

⑤ $39 + 45 - 74 = 10$　　⑥ $76 - 63 + 87 = 100$

⑦ $2 \times 5 \times 10 = 100$　　⑧ $5 \times 8 \times 25 = 1000$

⑨ $400 \div 5 \div 8 = 10$　　⑩ $900 \div 6 \div 15 = 10$

⑪ $20 \times 75 \div 15 = 100$　　⑫ $48 \div 12 \times 25 = 100$

① $25 + 30 + 45 = 100$
　$80 \div 20 \times 25 = 100$

② $125 - 75 + 50 = 100$
　$8 \times 125 \div 10 = 100$

③ $30 + 90 - 20 = 100$
　$60 \div 12 \times 20 = 100$

④ $40 - 20 + 80 = 100$
　$12 \times 15 - 80 = 100$

⑤ $20 + 30 + 150 = 200$
　$10 \times 30 - 100 = 200$

⑥ $125 + 190 - 15 = 300$
　$30 + 15 \times 18 = 300$

⑦ $16 \times 27 - 32 = 400$
　$128 \div 16 \times 50 = 400$

⑧ $125 + 15 \times 25 = 500$
　$20 \times (10 + 15) = 500$

⑨ $20 \times 24 + 120 = 600$
　$120 \div 30 \times 150 = 600$

⑩ $80 + 18 \times 40 = 800$
　$50 \times (40 - 24) = 800$

⑪ $40 \times 450 \div 20 = 900$
　$(405 - 360) \times 20 = 900$
　(別解) $(450 - 405) \times 20 = 900$

⑫ $280 \div 56 \times 200 = 1000$
　$125 \times (64 - 56) = 1000$

❶ $\boxed{25}+\boxed{35}+\boxed{86}-\boxed{46}=100$

(別解) $\boxed{20}+\boxed{46}+\boxed{86}-\boxed{52}=100$

$\boxed{25}\times\boxed{52}-\boxed{16}\times\boxed{75}=100$

$(\boxed{86}-\boxed{35}-\boxed{46})\times\boxed{20}=100$

❷ $\boxed{296}-(\boxed{24}+\boxed{32}+\boxed{40})=200$

$(\boxed{296}-\boxed{12}\times\boxed{24})\times\boxed{25}=200$

$(\boxed{74}+\boxed{126})\times(\boxed{25}-\boxed{24})=200$

❸ $\boxed{15}\times\boxed{48}-\boxed{164}-\boxed{256}=300$

$(\boxed{10}+\boxed{15})\times(\boxed{48}-\boxed{36})=300$

$(\boxed{27}+\boxed{48})\times(\boxed{256}\div\boxed{64})=300$

❹ $\boxed{22}\times\boxed{25}-\boxed{5}\times\boxed{10}=500$

$\boxed{450}+\boxed{10}\div\boxed{5}\times\boxed{25}=500$

(別解) $\boxed{104}+\boxed{450}\div\boxed{25}\times\boxed{22}=500$

$\boxed{5}\times\boxed{25}\times(\boxed{64}\div\boxed{16})=500$

❺ $(\boxed{16}+\boxed{45}+\boxed{64})\times\boxed{8}=1000$

$\boxed{64}\div\boxed{16}\times(\boxed{98}+\boxed{152})=1000$

$(\boxed{124}-\boxed{64})\times\boxed{16}+\boxed{40}=1000$

文章問題 ❹ の答え P.77

$\boxed{7}$ 年後

解説

まず、答えの年数を□に置き換えて計算式で表してみましょう。
今から□年後に 4 匹の子猫の年齢の合計がエルニアさんの年齢の 3 倍になるのだから、

❶ □年後のエルニアさんの年齢は … **5 ＋□**

❷ □年後のエルニアさんの年齢の 3 倍は … **(5 ＋□) × 3 = 5 × 3 ＋□ × 3 = 15 ＋□ × 3**

❸ □年後の 4 匹の子猫の年齢の合計 … **(2 ＋□) × 4 = 2 × 4 ＋□ × 4 = 8 ＋□ × 4**

❷と❸の計算式の答えが同じ数になるので、**15 ＋□ × 3 = 8 ＋□ × 4** となります。
下のように図にして考えると、**□ × 4 －□ × 3 ＝□** が **15 － 8 ＝ 7** にあたるので、今から **7** 年後。

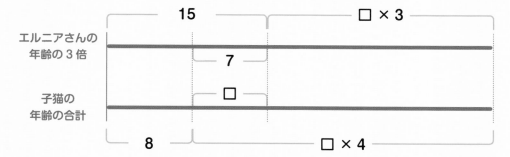

5. てんびん計算問題の答え

初級編　P.78〜

①
 = 2

= 4

 = 1

②
 = 3

 = 1

 = 2

③
 = 6

= 9

= 4

④
 = 8

= 4

= 12

⑤
 = 3

= 2

 = 5

⑥
 = 4

 = 2

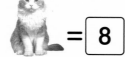 = 8

⑦
 = 2

 = 7

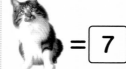 = 5

⑧
 = 6

 = 9

 = 4

⑨
 = 4

= 3

= 5

⑩
 = 1

 = 5

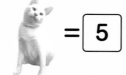 = 3

⑪
 = 10

 = 3

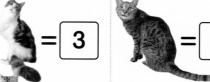 = 6

⑫
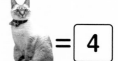 = 5

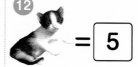 = 2

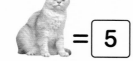 = 7

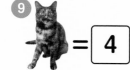
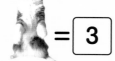

①

 = 2   = 1   = 3    = 5

②

 = 5    = 3   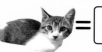 = 8   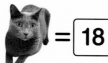 = 2

③

 = 18   = 27   = 12   = 8

④

 = 7   = 3   = 4   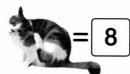 = 6

⑤

 = 8   = 5   = 3   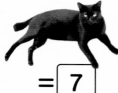 = 10

⑥

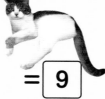 = 7   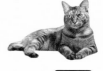 = 9   = 5   = 3

① = 5 　 = 6 　 = 4 　 = 3

② = 4 　 = 12 　 = 3 　 = 9

③ = 8 　 = 6 　 = 7 　 = 10

④ = 15 　 = 12 　 = 21 　 = 6

⑤ = 6 　 = 3 　 = 9 　 = 4

いたずらっこ…

ムギ

1 位 … **セブン**   2 位 … **コナン**

3 位 … **ムギ**   4 位 … **Milia**

解説

1 匹がいたずらっこだと仮定して、ほかのにゃんことの証言のくいちがいを調べます。

● **セブンがいたずらっこ**だとすると…
　セブンの証言から、セブンは 3 位か 4 位。
　コナンの証言から、コナンは 2 位。
　ムギの証言から、コナンが 2 位、ムギが 3 位、セブンが 4 位、
　残った Milia が 1 位。これは Milia の証言と合っていないからおかしい。

● **Milia がいたずらっこ**だとすると…
　セブンとコナンの証言から、セブンは 1 位で、コナンは 2 位。
　これはムギの証言と合っていないからおかしい。

● **コナンがいたずらっこ**だとすると…
　セブンの証言から、セブンは 1 位か 2 位。
　ムギの証言から、セブンは 3 位か 4 位だから、これはおかしい。

● **ムギがいたずらっこ**だとすると…
　セブンとコナンの証言から、セブンは 1 位で、コナンは 2 位。
　Milia の証言から、セブンが 1 位、コナンが 2 位、Milia が 4 位で、残ったムギが 3 位。
　ムギはセブンにもコナンにも負けているので、ムギの証言はまちがっていることになり、おかしい点はない。

つまり、いたずらっこはムギ。
順位は、1 位がセブン、2 位がコナン、3 位がムギ、4 位が Milia となります。

いたずら
しちゃって
ごめんニャ～

本書で活躍してくれたにゃんこたち（写真・小森正孝）

LeoMarco・Milia・Ace（ケアラマオマオ）、める・めあ（わっしー）、まるちゃん・クウちゃん（S）、よもぎ・きなこ（もちママ）、愛・天・ハート・龍齋（河野秀齋・純子）、まる男・かつ男（寝屋川整体の和）、ブブ（A'bake）、ちろり・お猪口・燗太（関塚）、キンカ・コバン（雲井）、虎太郎（きょーか）、スーパーセブン・杉ミニクーパー・杉ボルボ・杉ベンツ（猫のペットホテル横浜）、ルル・ジェニィ・ギンコ（フミ）、ちーちゃん（三輪そうめん流し）、くろ・風（きらら）、ももこ・さくら（N.M）、李胡・茶々（もりちゃん）、紋次郎・足袋乃輔（いでちゃん）、かん・きよ（原中久美子）、ちーちゃん・みーちゃん（杉田ゆき江）、チップ（ゆうちゃん）、真熊・めい・ムギ・もちな（川口）、テオ・レグルス・ナスカ（テオナスカズ）、トニオ（kote218）、萬次郎・大福（寺坂凡典）、Rin・Lyra（純子）、エミール・コナンくん・クローサ・エルニアさん・エルニアさんのベビーたち・バーミーズの子猫・チルちゃん・ラムちゃん・アニキ・タダオ（From Olivia）、コト・ハナ吉・キリコ（YM）、くーにゃん・アトム（もりかん）、秋葉・銀（もみちゃんのママ）、藤井茶々・藤井おはぎ（藤井 Y）、かい・ひじり（橋本進）、ラズリ＠ちりきら☆ ROOM・きらり＠ちりきら☆ ROOM（福岡 REI）、ビーチ（我妻）、くうちゃん（小勝有紗）、ゆず（カミジョウヒロ）、くるみ（C.N）、北斗・刻（なおさん）、コロンちゃん（花柳旭扇）、シップ（ごまき）、フク・ハチ（はちふく）、める（U）、うたまる（いで）、ひーちゃん（A.K）、ひーちゃん・みかんちゃん（A&A）、凪さん（gurybow）、福（ゆき）、ちょんちょん（MM）、タビ（Honde Masumi）、ケン太（つだともみ）、小夏（峯風庵）、チョコ（kuu）、ブーラ（柳家吉録）、バビデ・ちか（M.E）、もふった（寧佑庵）、大福（えみ＆ふみ）、まるちゃん（相山）、歌舞伎・牛ちゃん・きなこ・もち（中山豪次郎）、ウーちゃん（t.k）、あんこ（桑野）、まろん（patoraman）、なごんお嬢様（しもべ）、まろん・茶々（T.K）、ぶーちゃん（内桶好之）、マロン（Y.O）、翡翠・真珠・花和里（パステルライフ松本さゆり）、ボビー（中山秋逸）、かにくりぃむ・しじみ丸（かれん）、YOASOBI（松本順子）、うにえもん（かれん）、颯太（鬼嫁）、さくら（J.U）、シフォン・もも（ふなみん）、なな子（真澄）、ミユ（三宅弓子）、との男・ちび子・ひめ子（joli!joli!）、摩耶（猪子裕子）、ちい（猫まみれ）、あずき（T.I）、チェズ（としなす）、ミク（Ryu）、うみ（N family）、のりお（エリ助）、あんこ（bumos_812）、むーくん、ハル、ツナ、ここちゃん

投稿にゃんこ写真

ドロシー・まる子・アトム（白黒さん）、ゆず・なつ（ゆずなつ）、ミント（ミント母）、ぴーちゃん・ウタマロ（hiro）、バンズ・ソックス・ティオ・ロイス・マウ・バロン・さぶ・オセロ・ルーナ・あんず（ろいす）、えだまめ（じーま）、丸茶（ちゃまる）、まろん・こなつ（まーちゃん）、なあ（野良猫かのん）、はち（ジョースニャー）、ジェニ（スジコスジオ）、ノノ・ビビ（nanako）、もも（もちくみ）、ミイ（猫の足置き）、しんたろう（三池家）、シャオ・ニャオ（あまみゆ）、じる・こまる（ひなすけ）、とら（HM）、紅葉（よんさま）、かわちゃん・ごま・きたろう・かいちゃん・大吉・ちい坊・みゅーた（ゆうこりん）、パール（モコ）、トチ（mayu）、もぶ・ニャン吉（りこぴん）、もちこ（れい）、ラン・スカイ・ニーサ・クマ・ミティ・コロン（ここたけありさ）、グレイ（せのあ）、プーラ・どんどん・ぽっぽん（まーぶる）、きらり・ラズリ（REI）、みー（Boune）、玉之丞・ごましお・ひまわり・どらやき（にゃんチャ）、ウラン・トビオ（リナ）、おはぎ・みたらし・おこげ（ちーちゃん）、うに・ぽんず（吉澤咲輝）、ほっけ（さのま）、ドリー（えっちゃん）、勝斗己・亜愛彦（おにぎりたーたん）、ミミ（ミミヨネ）、マチカ（ナダカヨ）、小太郎（おーちゃん）、まとい（mamusan）、クロミ（みぃ～）、ぷりん（R）、くろまめ（まめたんママ）、はち（星猫）、しぐれ（希沙良）、しい（みーすけ）

※本書の問題の内容は実際の猫たちの体重や年齢、生活習慣、生活環境等とは無関係です。

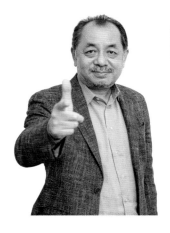

監修 諏訪東京理科大学教授
篠原菊紀

脳科学者。公立諏訪東京理科大学工学部情報応用工学科教授。専門は脳神経科学、応用健康科学。「学習しているとき」「運動しているとき」「遊んでいるとき」「CMを観ているとき」などの日常的な場面や、ちょっと変わった場面における脳活動、高齢者脳トレーニングなどの研究や幼児教材開発も行う。『30日で脳がみるみる若返る！1日5分 朝の脳トレ習慣』（ナツメ社）、『1日5分で脳がみるみる若返る！大人の脳活漢字パズル180日』（西東社）、『楽しみながら老化ストップ！解いて動いて 脳活生活』（NHK出版）、『もの忘れ・認知症を防ぐ！ 脳活ドリル ねこ Special!』（宝島社）など、著書・監修のほか、テレビ、ラジオなどのメディア出演も多数。

猫写真	小森正孝
編集・デザイン	近江聖香 (Plan Link)
編集協力	脇田健一
問題制作	佐々木豊
校正	鴎来堂
企画・進行	小林裕子

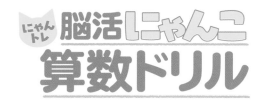

2024年2月20日　初版第1刷発行

監修　篠原菊紀
発行人　廣瀬和二
発行所　辰巳出版株式会社
〒113-0033 東京都文京区本郷1丁目33番13号 春日町ビル5F
TEL 03-5931-5920（代表）
FAX 03-6386-3087（販売部）
URL https://www.TG-NET.co.jp/

印刷所　三共グラフィック株式会社
製本所　株式会社ブックアート

本書の内容に関するお問い合わせは、
メール (info@TG-NET.co.jp) にて承ります。
恐れ入りますが、お電話でのご連絡はご遠慮下さい。

定価はカバーに表示してあります。

万一にも落丁、乱丁のある場合は、送料小社負担にてお取り替えいたします。
小社販売部までご連絡下さい。

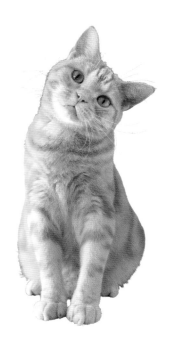